知っておきたい認知症の基本

川畑信也
Kawabata Nobuya

a pilot of wisdom

JN275863

はじめに

いま、物忘れを心配する中高年の方々が多くなっています。しまい忘れや置き忘れ、知り合いの名前が出てこないなどの物忘れがみられると、認知症（以前は痴呆症と呼称されていましたが、この医学用語は偏見を招くとの理由から、二〇〇四年一二月に認知症と改称されています）になったのではないかと心配される方々はとても多いと思います。

厚生労働白書（平成一七年版）によれば、二〇〇二年に約一五〇万人だった認知症高齢者は、二〇一五年には二五〇万人、二〇二五年には三二三万人にのぼると推計されています。大幅な増加が予測されているのです。

一方で、認知症に関する情報は、テレビや新聞など、さまざまなメディアで氾濫しています。こうすれば認知症は予防できる、認知症の最新予防法、挙げ句の果てには認知症が治ったなどの主旨で、不正確な情報が提供されていることも少なくありません。たしかに、甘い話に飛びつきたくなるのは、私たちの正直な気持ちかもしれません。しかし、認知症診療に携わる医師の一人として、不正確な情報が氾濫している現状には大きな危惧《きぐ》を感じています。

筆者が開設している物忘れ外来に患者さんを連れてこられるご家族のなかで、一〇人に一人のご家族が、「認知症とアルツハイマー病は同じですか？」「認知症とアルツハイマー病は違う病気ですか？」と質問されます。これは、認知症に関するキャンペーンが世の中でこれほどさかんに行われているのに、認知症とアルツハイマー病がどういう関係なのかについて十分に理解が進んでいないことを示しています。物忘れ外来でアルツハイマー病ですと診断すると、連れてきたご家族のなかには、「年をとれば、みんなアルツハイマー病になるんだから仕方ないですね」とおっしゃる方もいます。

長年にわたって物忘れ外来で診療してきた医師として、認知症に関する不適切な情報があまりにもたくさん世の中に流布していること、認知症やアルツハイマー病という病気が十分には理解されていないことを痛感する毎日です。

本書を書く動機となったのは、認知症についての正しい知識を多くの人々にもっていただきたいと考えたからです。口当たりのよい甘い話ではなく、現在の医学でわかっていることを読者のみなさんに正しく理解していただきたいと考え、本書を書きました。物忘れ外来で実際に診察した患者さんの事例を示しながら（もちろん個人が特定されないように改めておりますが）、認知症に関してぜひ知っておいていただきたい事柄を中心にまとめてみました。

本書は、どの章から読んでもわかるような記載を心がけています。読者の方々が興味をもたれていること、知りたいこと、たとえば認知症患者さんの介護で困っている症状について書かれている部分だけを読んでいただいても十分ご理解可能なように努めています。

もう一つ、本書で強調したいことは、認知症患者さんに対する上手な介護、適切な対応の必要性です。認知症診療で最も大切なことは、医学的な診断の後から始まります。診断後に上手な介護、適切な対応が求められるのです。認知症は二人の病者を生み出します。

一人は患者さんご本人であり、もう一人は介護をするご家族です。上手な介護、適切な対応は、患者さんばかりでなく介護をするご家族の救いとなることも強調したいと思います。

目次

序章　ある認知症患者さんの物語

Aさんは、初診時七三歳の女性です。七五歳のご主人と息子さん夫婦、孫二人の六人家族で暮らしている、ごく普通の奥さんでした。

三年前、初診で来られた診察室でのご主人のお話では、「四年前からしまい忘れや置き忘れがみられ始めましたが、まあ年のせいだろうと思っていました。おや、おかしいな？と感じたのは、二年前からです。買物に出かけた後、迷子になりました。二時間ほどして帰ってきましたが」とのことでした。

それでもご主人は、病気と思わず、しばらく放置していたそうです。まさか自分の妻がぼけるなんて、夢にも考えていなかったのです。

物忘れ外来を受診する一〇日前、昼過ぎに買物に出かけたのに、夕方になっても帰ってきませんでした。さすがにご主人は心配し、捜しに出かけましたが、みつかりませんでした。夜一〇時過ぎに警察から電話が入り、Aさんを保護しているから迎えに来てほしいと言われたそうです。どうしてそんな所まで行けたのかわからなかったのですが、自宅から二〇キロほど離れた橋の付近を歩いているところを発見されたということでした。

ご主人が自宅に連れて帰り、Aさんに事情を聞いても、「よくわからない」との返事をくり返すばかりでした。これは、やはりおかしいなと感じて、ご主人が物忘れ外来に連れてきたのです。

MRI検査や心理検査などの結果、Aさんはアルツハイマー病に進んでいることがわかりました。そのとき、ご主人が、「そういえば、三年前から何回も同じことを聞いてきたなあ、やはり、病気だったのかなあ、もっと早く連れてきていれば、治りましたか？」と、診断を下した筆者に尋ねてきました。

実は、この病気は、現在の医学では完全には治すことができない病気なのです。しかし、ご主人が上手に介護してあげれば、生活にはそんなに困らないですむことも多いとお話ししました。

「やはり、年のせいですか、困ったもんですね」

アルツハイマー病は脳の病気なのですが、そうした認識を、ご主人は受け入れることができないようでした。

診断後、アルツハイマー病の症状を抑える可能性をもつとされる塩酸ドネペジル（商品名・アリセプト）の投与を開始し、定期的に外来通院してもらうことになりました。連れてくるのは、いつもご主人です。

筆者「具合はどうですか？　変わったことはありましたか？」

Aさん「方向がわからん、他のことはそうでもないが……」

ご主人「自宅周囲の略図をもたせているんですが」

それでも迷子になることが多いそうです。

初診から半年が経ち、Aさんは、買物を一人ではできなくなりました。それまでは、帰り道で迷子になっていたのですが、最近は出かけるときにも迷子になることが多いのです。買物に行くと言って出かけるのですが、目的地にたどり着きません。しかし、さかんに外出したがります。

「具合はどうですか？」

「よいときも悪いときも……なんとも言えん」

八カ月後、ご主人が「本人、薬の管理ができないのです、飲み忘れが多くて」と話されました。

筆者は驚きました。初診時に、薬の管理はご主人がするようにと伝えてあったからです。問いただすと、「そんなにぼけているとは思っていなかった」とご主人は答えました。この病気を十分に理解していなかったようです。

一年後、真夏なのに長袖を着るので、ご主人が注意すると「そう」と答え、パジャマの上に下着をつけたりします。自分から風呂に入ろうとせず、促すと入るのですが、自分では体を洗いません。

「お父さんがいないと、だめ、私一人ではわからない」

ご主人によれば、目立った変化はありませんとのこと。

この一年で相当症状が進んでいるのですが、ご主人にはその実感がないようでした。デイサービスを利用するよう勧めましたが、「まだ、私がみていきます」と、ご主人の反応はいま一つでした。

二年後、Aさんは自宅での生活を続けていました。一晩中ご主人を捜し回る、ご主人に抱きついて「長生きして」と涙ぐむ、間食が多い、物の名前が出ない、トイレの場所がわからない、風呂場でおしっこをしてしまう、などの症状が出てきました。

筆者「ご主人、具合はどうですか？」

ご主人「わからんことが多くなっている」

デイサービス利用を何回も勧めましたが、ご主人は利用に向けて動きません。

三年後、早朝に出かけて終日行方不明になることがありました。Aさんは、迷子になったときのために名札をつけています。深夜、パトカーに乗せられて帰宅し、足首が腫《は》れているのでどうしたのかとご主人が尋ねると、「わからない」と答えたそうです。

その後、ご主人が傍らでいろいろ困ったことを筆者の前で述べるのですが、Aさんはわれ関せずといった様子で、自分のことを言われているのがわからないようでした。数日後、再び、明け方から出ていってしまい、午前八時、パジャマ姿のまま路上で発見されました。「無断で出るとわかるように、部屋を開けるとチャイムが鳴るようにしているのですが。たまたまスイッチを入れ忘れました」とご主人は語りました。

自宅での生活が劇的に変化したのは、ご主人の急な病気、入院からです。呼吸困難をきたし、緊急入院したのです。心筋梗塞と診断されましたが、治療の効なく一カ月で亡くなってしまいました。

亡くなってから筆者が初めて知ったのは、Aさんは同居していた息子さんのお嫁さんとは以前から不仲で、自宅では長年口も利かない仲だったということでした。このお嫁さんにとって、夫が亡くなったAさんはやっかい者になりました。お嫁さんは、「なんで私が面倒をみなければならないんですか！　昔から相性が悪いんです。どこかの病院にでも入ればいいでしょ！」と言いました。

この言い方では、きっとAさんの介護を頼んでもむずかしいと筆者は思いました。

認知症になると、病気になる前の家族関係が浮き彫りにされます。以前から仲のよいお嫁さんなら、もっと親身に考えてくれるはずですが……。

息子さん以外にもう一人、娘さんがいましたが、

「私は、主人の両親と同居しており、引き取ることは無理です。義父が具合が悪いので手間がかかるのです」

と、介護を断られました。


生前、ご主人がAさんと自分の二人分の食事を作っていました。お嫁さんは二人の生活にタッチしていませんでした。Aさんは一人では暮らしていけません。

結局、病院か施設で預かってもらう以外に方法はありませんでした。

介護認定は、要介護2を以前から取得していたので、病院のケースワーカーが受け入れてくれる施設や病院をあちこちあたりましたが、なかなか受け入れてくれるところがみつかりません。徘徊《はいかい》が目立つのでとの理由で断られることが多いのです。

結局、自宅からかなり離れた病院へ入院となりました。その二カ月後、亡くなられたと

のことでしたが、理由はわかりませんでした。

第一章　認知症とはどういう状態か？

認知症の特徴

四〇歳を過ぎてくると、すれ違った知人の名前を思い出せないまま朝の挨拶を交わす、テレビに出てくる俳優の名前を思い出せない、財布のしまい忘れや置き忘れなど、物忘れが気になることが多くなります。物忘れが頻繁にみられるようになると、認知症になったのではないかと心配し、医療機関を受診する中高年の方々が増えています。

認知症は、

1　一度獲得された知的機能がなんらかの原因によって低下すること

2　低下した知的機能によって社会生活や家庭生活に支障をきたすこと
3　意識障害がみられないこと

の三点を特徴とする病態です。

私たちは、学校や社会活動、家庭生活を通じて多くのことを学び、知識や技術を習得し、日々生活していくなかで、多くの判断や決断を行い物事を実行しています。この知識や技術、判断力、意欲、感情などの機能がなんらかの原因によって低下し、それによって社会生活や家庭生活に重大な支障をきたすようになったときに、はじめて認知症と判断されます。また、意識が混濁しているときには知的機能を正しく評価することができません。意識が清明であることも認知症を判断するうえで大切な要因です。

四〇歳を越えた頃から物忘れ（医学的には記憶障害と呼ばれます）を自覚することが多いのですが、物忘れイコール認知症ではありません。

認知症と診断するには、物忘れ以外に、日時がわからない（時に対する見当識障害）、出かけると迷子となる（場所に対する見当識障害）、買物でお金の計算ができない（計算障害）、衣服を上手に着られない（失行症）、他人との会話がかみ合わない（失語症）など、その他の認知機能障害が一つ以上加わることが条件とされています。記憶障害だけがみられるときには健忘症と診断されます。

認知症診断のあいまいさ

認知症診断では、社会生活や家庭生活に支障をきたすことが条件になりますが、ここが認知症診断の弱点ともなっています。社会生活でどこまで支障をきたしたら認知症と判断するかの線引きが、実はあやふやなのです。

たとえば、四〇歳代の銀行員がお金の計算ができなくなってきた、会社勤めのご主人が休みのはずの日曜日に会社に出かけようとする、五〇歳代の主婦が料理を作ることができず、毎日同じものを出すようになったなどの場合、いずれも認知症の可能性が高くなります。

しかし、お稽古事に出かける曜日を間違えて別の曜日に出かけようとした八〇歳代の高齢者や、お嫁さんが台所仕事をしてくれるので自分では料理をしなくなった高齢の女性の例などでは、医師も認知症と診断することに躊躇《ちゅうちょ》する場合が多いのです。

認知症の診断は、その患者さんの年齢や生活環境、性格などによって大きく変化してきます。認知症を確実に診断できる検査法があるわけではありません。とくに認知症が軽度の場合、同じ患者さんであっても、A医師は認知症と診断するかもしれない、B医師は年齢のせいだから心配いらないと判断するかもしれない、といったこともあり得ます。

近年、認知症の早期発見、早期診断が強調されていますが、実は認知症は、早期であればあるほど、正確な医学的診断がよりむずかしいのです。ここに、認知症診断のジレンマがあります。

認知症とアルツハイマー病は同じではない

物忘れ外来で診療を行っていると、ご家族の方から認知症に関して多くの質問や疑問を受けます。「はじめに」で述べたように、その際、一〇人に一人ぐらいの頻度で、「認知症とアルツハイマー病は同じですか？」「認知症とアルツハイマー病は違うのですか？」と質問されます。テレビや新聞、雑誌などで認知症やアルツハイマー病について非常に多くのことが語られているのに、医療関係者以外の方々には、この両者の違いが十分理解されていないことを痛感します。

筆者は、物忘れ外来でご家族に次のように説明しています。

「認知症は、発熱や頭痛と同じように一つの症状あるいは状態なのです。症状を起こす原因はたくさんありますね。たとえば、頭痛を考えてみますと、その原因として、脳腫瘍《しゅよう》や脳出血による頭痛もあればストレスによるもの、片頭痛のこともあります。同じように認知症もいろいろな原因で生じる症状、状態なのです。認知症を起こす原因疾患はたくさんあります。そのなかで最も多いのがアルツハイマー病です。次いで脳血管性認知症、レビー小体型認知症が挙げられます。認知症とアルツハイマー病との関係を正確に述べると、アルツハイマー病という病気（原因）によって、認知症という症状（結果）を起こしているのです」

このようなたとえを用いると、認知症とアルツハイマー病の関係を理解しやすくなります。

年齢に伴う心配いらない物忘れ

物忘れは、大きく二つに分類されます。

アルツハイマー病や脳血管性認知症など認知症の部分症状としてみられる物忘れ（病的な物忘れ）と、年齢に伴う心配いらない物忘れ（加齢現象としての良性物忘れ）です。

物忘れを心配する中高年者の大部分は、実は後者の年齢に伴う心配いらない物忘れなのです。次のような場合には、年齢に伴う心配いらない物忘れであり、認知症を心配する必要はありません。

1　何年経っても物忘れが進行・悪化しない
2　物忘れによって日常生活に重大な支障をきたさない
3　行動障害（迷子や徘徊、暴力行為など）がみられない
4　場所に対する認識は保たれる（自分の現在の状況を理解している）
5　人格が保たれている

認知症の部分症状としての病的な物忘れと、年齢に伴う心配いらない物忘れの最大の違いは、物忘れが進行・悪化するか否かです。病的な物忘れでは、物忘れの程度や頻度が必ず進行・悪化していきます。たとえば、三年前には置き忘れやしまい忘れくらいだったのが、一年前には約束したことを忘れる、前日の出来事を思い出せないことがあった、現在は五分前のことを忘れる、というように必ず物忘れが進んでいくのが特徴です。

年齢に伴う心配いらない物忘れでは、何年経っても物忘れは進行・悪化していきません。知人の名前を思い出せない、メガネを置き忘れる、などが何年も継続していても、それ以上の物忘れはみられないのです。

病的な物忘れは日常生活に大きな支障をきたしますが、年齢に伴う心配いらない物忘れは日常生活に支障をきたさないということも、両者の区別に役立ちます。

たとえば、テレビに出てくる俳優の名前がわからなくても日常生活に支障はありません。路上で会った知人の名前を思い出せなくてもそれほど生活に支障はないはずです。病的な物忘れでは、お歳暮を贈ったことを忘れて何回も贈る、朝、テレビをみながら食事をしたことを忘れて三〇分後に再び食事をしようとする、午前中、お嫁さんが訪ねてきたことを午後になると忘れてしまい、「今日、なぜ嫁は来ないんだろう」と述べるなど、明らかに日常生活で支障をきたすことが特徴です。

また、年齢に伴う心配いらない物忘れでは、徘徊や暴力行為などの行動面の変化がありません。場所に対する認識も正常に保たれています。いま、自分がどこにいるのか、どのような状況下にあるのかが理解されています。病的な物忘れでは、徘徊や無断外出、夜間ごそごそして寝ない、など行動の変化がみられることが少なくありません。自分の置かれている状況も十分理解できないことが多いのです。

さらに、年齢に伴う心配いらない物忘れでは、人格は保持されます。以前と同じ人柄のままなのです。ところが、病的な物忘れでは、人格の変化を伴うことが多くなります。怒りっぽい（易怒性）、喜怒哀楽に乏しい、われ関せず、無関心あるいは無遠慮などの状態を伴うことが少なくありません。

認知症診断ではご家族からの情報収集が重要

医師は、認知症の診断を、実際どのように下しているのでしょうか？

認知症を診断する手順として、

1　患者さんの日常生活をよく知るご家族や周囲の人々からの詳細な病歴（病気の経過）聴取

2　患者さんに対する問診と診察

3　簡単なテスト式認知機能検査

4　脳の形態画像検査

の四つのステップが少なくとも必要となります。

前述のように、現在の医学では、認知症を確実に診断できる検査法はありませんから、最も診断に有益な方法は、患者さんの日常生活をよく知るご家族や周囲の人々からの詳細な情報収集なのです。

いつ頃からどのような症状がみられるのか、物忘れは進行・悪化しているのか変わらないのか、日常生活でどんなことができなくなってきたのか、生活を送るうえでどのような支障があるのかあるいはないのか、などの情報を聴取することができれば認知症の診断はむずかしくありません。

一方、ご家族が患者さんの日常生活に関心をもっていない、患者さんが一人暮らしで日常生活の状況などが不明の場合には、認知症の有無を判断することがむずかしくなります。なぜなら、認知症では、自分が病気になっているという認識（医学的には病識と呼ばれます）に欠けるか乏しいことが多いからです。患者さんだけからの情報では、その内容が正しいのか誤っているのか判断することが困難です。周囲の人々から有効な情報が得られなければ、認知症の判断根拠となる日常生活に支障がみられるのか否かがわからないことが多いのです。

図1は、物忘れ外来を受診した経路からみた認知症の有無です。

ご家族に連れられて受診した患者さん四四七人では九二％が認知症ありと診断されています。一方、患者さんが認知症を心配し本人自ら受診した場合には、一一四人中わずか七人が認知症と診断されたにすぎません。

図1　「物忘れ外来」を受診する経路からみた認知症の有無

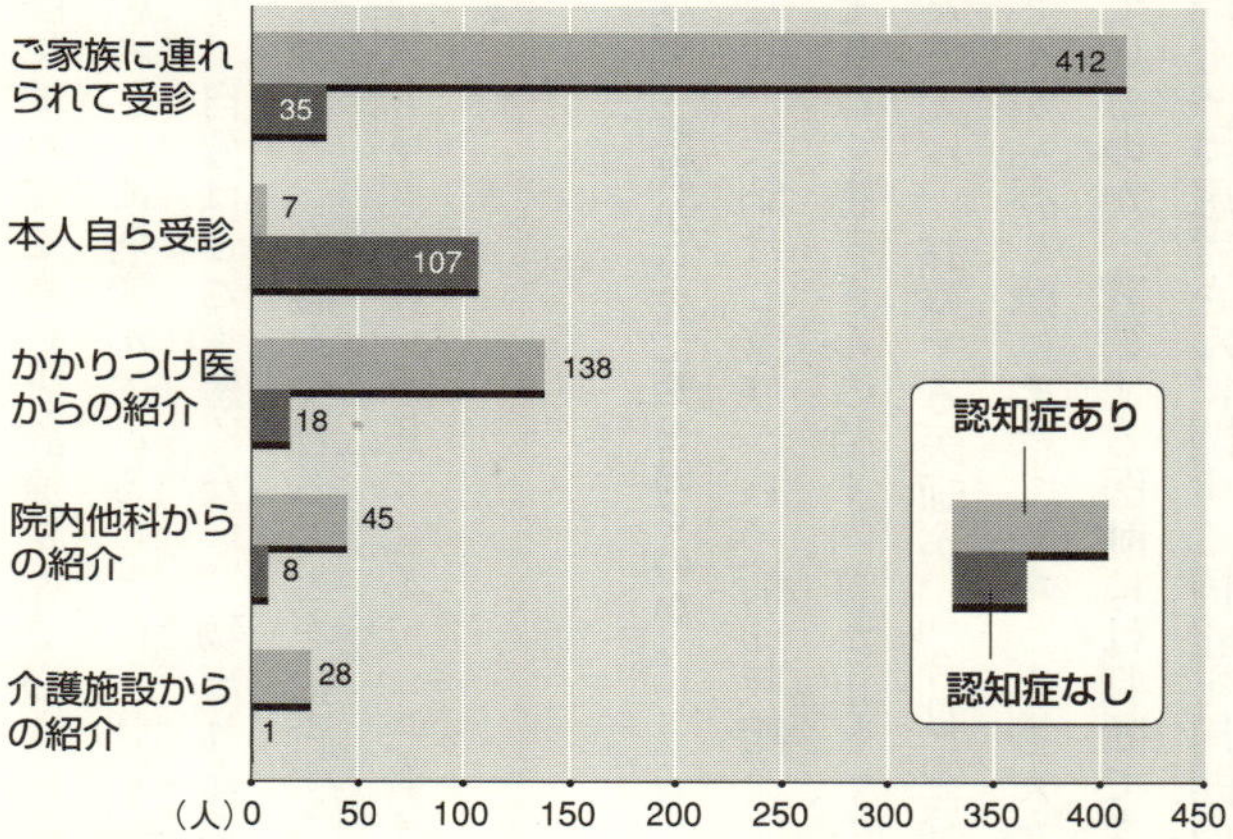

川畑信也『物忘れ外来ハンドブック―アルツハイマー病の診断・治療・介護―』中外医学社、2006、図1より転載

認知症診療の特殊性がここにあります。風邪をひいたらしい、お腹が痛いなどの身体症状があったとき、当事者が自らの意思で医療機関を受診するのが身体疾患では当たり前のことです。

しかし、認知症では、病識に欠けるため、患者さん自らが「私は認知症になりました」「認知症の治療をしてください」と言って医療機関を受診することはまずありません。

ご家族や患者さんの状況をよく知る周囲の人々が、「あれ、おかしいな、認知症かな？」「以前と比べて変わったたな」などと患者さんの変調に気づき、患者さんを医療機関に連れてこないと診療が始まらないのです。

患者さんに病識が欠けることは、認知症の診察や介護を進めるうえで大きな問題となります。自分はどこも悪くない、物忘れなどしないと言い張って、患者さんが医療機関の受診を嫌がる、介護を受けることを拒否することがよくあるからです。患者さん自身は、自分はどこも悪くないと思っており、それまで通り適切な生活を送っていると考えているのです。

なぜご家族から先に話を聞くのか

なぜ、医師はご家族からの情報収集を先に行うのでしょうか。

それは、患者さんの話す内容が正しいのか誤っているのかを判断するためです。

たとえば、診察する医師が、「今日の昼ご飯は何を食べましたか？」と尋ねたとき、患者さんが「昼ご飯はそばでした」と答えたとします。その答えが正しいのか誤って記憶されているのか、診察する医師には判断できません。

前もって患者さんに関する情報を周囲の人々から聴取しておかなければ、患者さんが述べる内容の正否がわからず、認知症の有無を判断することができないのです。誤解を恐れずに述べると、認知症診療に熟練した医師ならば、患者さんを直接診察しなくても、患者さんの日常生活をよく知るご家族や周囲の人々から詳細な病歴を聴取することによって、認知症の有無を判断することは可能なのです。

患者さんの診察から認知症を疑うポイント

患者さんの日常生活をよく知るご家族や周囲の人々からの情報収集の後、医師は患者さんに対する問診と診察を行います。その際に注意するポイントがあります。

まず、年齢や生年月日を尋ねることは、認知症の判断にほとんど役に立ちません。認知症を疑ったときに、年齢や誕生日を尋ねて、正しく答えることができると、認知症ではないと考えがちです。しかし、実は認知症が相当進んだ患者さんでも、年齢や生年月日は正答できる場合が多いのです。

また、日時や曜日を尋ねることも、認知症の判断にはあまり役に立ちません。「今日は何日ですか」「何曜日ですか」と尋ねても、決まった仕事をしていない高齢者では、そもそも今日が何日なのか、何曜日なのかを意識して生活していないことも多いのです。認知症ではない高齢者であっても、突然「今日の曜日を答えてください」と質問されたら、戸惑って間違った曜日を答えるかもしれません。仕事をしている中高年者でも、ゴールデンウイークや年末年始などのような長期の休みが続くと、「あれ、今日は何日だっけ」「何曜日？」と戸惑う場合が少なくないはずです。

しかし、季節を間違える場合は、認知症の可能性が高くなります。健常者では、日時や曜日をうっかり間違えても季節を間違えることはまずありません。私たちは、周囲の状況や体感から、意識しなくても季節を感じながら生活しているからです。たとえば、認知症患者さんでは、真冬で厚着をしているのに、季節を尋ねると「夏ですね」と答えることがあります。現在の季節を尋ねることは、認知症の有無を判断するうえで重要です。

診察当日の昼ご飯や前日の夕ご飯の内容を尋ねることが、認知症の有無の判断に役立つことがあります。よく、ご飯を食べたことを忘れると認知症、ご飯の内容を思い出せないだけでは心配いらないといわれます。それは部分的には正しいのですが、全体として考えると正しいとはいえません。ご飯を食べたのに食べていないと答えるときに認知症の可能性が高いのは当然ですが、診察当日あるいは前日のご飯の内容を思い出せないときにも、認知症の可能性は否定できません。

もともと食事に関心がない場合には、前日に何を食べたのか思い出せないことが多いかもしれません。しかし、認知症でないならば、多くの場合、具体的な食事内容を思い出せなくても、思い出そうと努力する様子がみられます。さらに、思い出せないと自分が認知症になったのではないかと心配したりします。

一方、認知症に進行した患者さんでは、「いろいろです、魚や野菜などいろいろです」「自分は食事に関心がないから」などと言い訳や弁解が多かったり、考えようとしなかったりして、自分が答えられないことに対する深刻感がないのです（病識欠如の反映です）。したがって、当日あるいは前日の食事の内容を思い出せないときにも、認知症の可能性を否定できないのです。

年齢に伴う心配いらない物忘れと認知症による物忘れとの違い

表1は、年齢に伴う心配いらない物忘れと認知症による物忘れの違いをまとめたもので

表１　年齢に伴う心配いらない物忘れと認知症にみられる物忘れの違い

	認知症	年齢に伴う心配いらない物忘れ
物忘れの内容	自分の経験した出来事を忘れる	一般的な知識や常識を忘れることが多い
物忘れの範囲	体験したこと全体を忘れる 最近の出来事を思い出せない	体験の一部を思い出せない 覚えていたことを思い出せない(ど忘れ)
ヒントを与えると	ヒントでも思い出せない	ヒントで思い出せることが多い
記憶障害の進行	緩徐に進行していく	何年経ても進行・悪化していかない
日常生活	支障あり	支障なし
物忘れの自覚	自覚していない(病識なし) 深刻に考えていない	自覚しており、必要以上に心配する
判断力	低下していくことが多い	低下はみられない
学習能力	新しいことを覚えられない 覚えようとしない	学習する能力は維持されている
日時の認識	混乱していることが多い	保たれていることが多い
感情・意欲	怒りっぽい、意欲に乏しい	保たれている

川畑信也『事例から学ぶアルツハイマー病診療』中外医学社、2006、表22より転載

す。

1　物忘れの内容

認知症では自分の経験した出来事を忘れます（たとえば病院へ行ったことを忘れます）。一方、年齢に伴う心配いらない物忘れでは、自分の経験した事柄よりも一般的な知識や常識を忘れることが多いのです（病院の名前を思い出せないなど）。

2　物忘れの範囲

認知症では、経験したこと全体を忘れます（たとえば、一週間前に家族全員で旅行に行ったこと自体を忘れてしまいます）。年齢に伴う心配いらない物忘れでは、体験した出来事の一部を思い出せません（旅行には行ったが、泊ま

った旅館の名前を思い出せないなど）。

3　ヒントに対する反応

認知症では、ヒントを与えても思い出せないことが多くなります。記銘力（物事を脳に覚え込む能力）の障害のため、認知症患者さんでは、出来事を頭のなかに覚え込むことが困難なのです。覚えていないのですからヒントを与えても思い出すことができないのは当然です（一週間前にご家族とどこかに行ったのでは？　と尋ねても、「行っていません」と答えます）。年齢に伴う心配いらない物忘れでは、ヒントによって思い出せることが多いのです（「そうそう、思い出した、家族と旅行に行きました」と思い出せます）。

4　物忘れの進行

認知症では、経過にしたがって物忘れが必ず進行・悪化する特徴があります。したがって、三年前より一年前、一年前より現在のほうが物忘れの状態や頻度が進んでいるときには認知症の可能性が高いのです。年齢に伴う心配いらない物忘れでは、何年経っても物忘れの状態や程度は進行しません。置き忘れやしまい忘れ、人の名前が出てこない、ですむことが多いのです。

5　物忘れの自覚

認知症では、自分が物忘れをするという認識に欠けるか、乏しくなります。たとえば、ご家族に物忘れを指摘されても、「私は物忘れなどしない」「そんなことは誰にでもあるから大丈夫」と答えるなど、深刻感に乏しいのです。年齢に伴う心配いらない物忘れでは、逆に、自分が思い出せないことに対して必要以上に心配し、物忘れがとても心配だと訴えることがよくあります。

中核症状と周辺症状

認知症でみられる症状は、神経細胞が壊れることが直接的な原因となって生じる中核症状と中核症状に伴って生じる周辺症状（行動障害・精神症状）に分けられます（図2）。

周辺症状は、以前は問題行動といわれていましたが、問題行動というと、何か患者さんが悪いことをしているような印象を与えること、周囲の介護者が問題だと受け止めているだけであって患者さん本人が悪いわけではないことから、現在では、行動障害あるいは精神症状と呼ばれることが多くなっています。国際的には、認知症の行動と心理症状

図2　中核症状と周辺症状

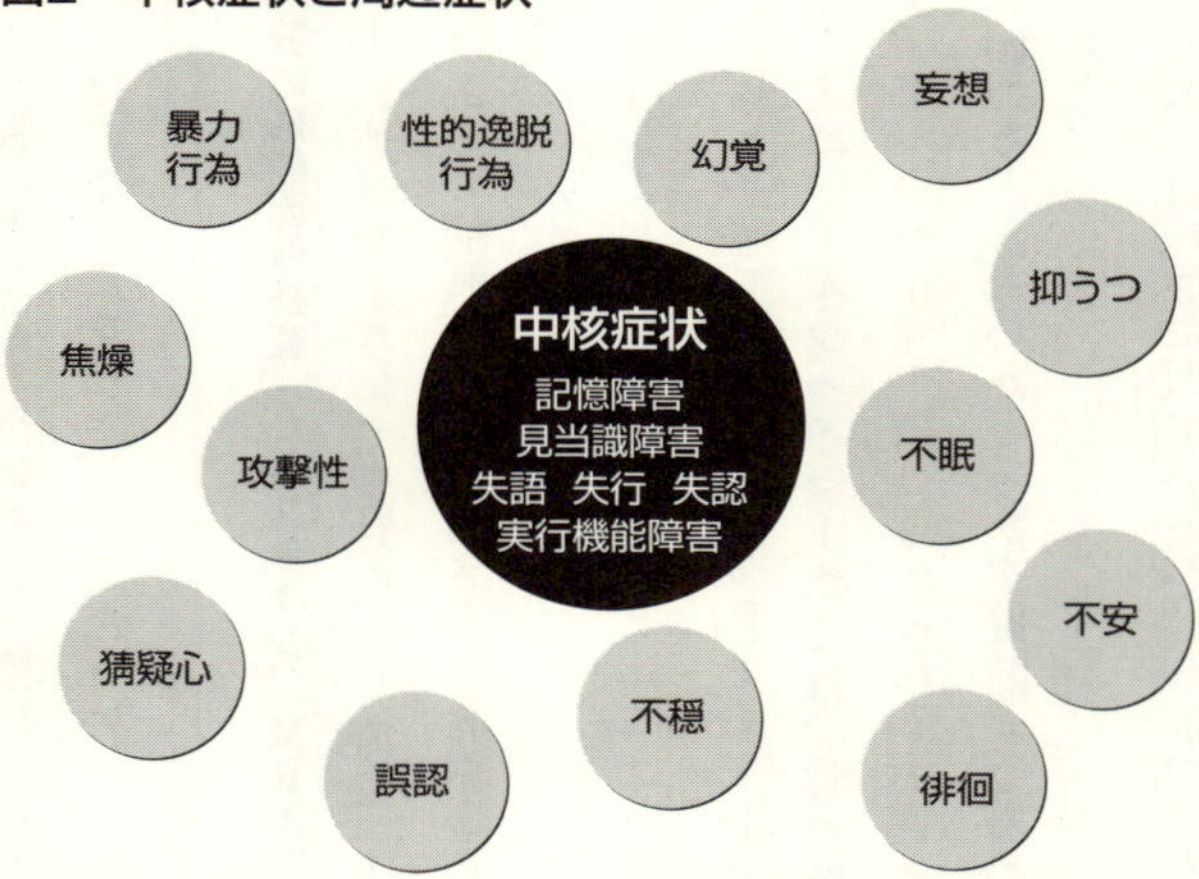

川畑信也『事例から学ぶアルツハイマー病診療』中外医学社、2006、図9を加筆

Behavioral and Psychological Symptoms of Dementia（BPSD）という名称が提唱されています。

　中核症状は、記憶障害（物忘れ。新しいことを覚えられない、以前獲得した記憶を想起できない）、失語症（言葉の障害）、失認症（感覚機能に異常はないが、対象を正しく認識することができない）、失行症（運動機能に異常はないが、動作を正しく遂行することができない）、実行機能障害（物事を計画する、実行する、組織化する、推測することができない）に分類されます。

　周辺症状には、幻覚や妄想、徘徊、暴力行為、抑うつ、不眠、誤認、猜疑《さいぎ》心、焦燥、性的逸脱行為などの行動障害・精神症状が挙げられます。中核症状と周辺症状の詳細については、第二章を参照してください。

脳の形態画像検査（ＣＴスキャン、ＭＲＩ）の必要性

先に述べたように、認知症の有無は、患者さんの日常生活をよく知るご家族や周囲の人々からの病歴聴取と患者さんの診察からほぼ一〇〇％可能といえます。しかし、私たち医師は、必ずＣＴスキャン（コンピューター断層撮影法）あるいはＭＲＩ（磁気共鳴画像）検査を行うことにしています。それにはいくつかの理由があります。

まず、頭蓋内に認知症の原因となる目にみえる疾患があるか否かをみつけるためです。たとえば、アルツハイマー病では、脳萎縮《いしゅく》以外に脳内で異常がみられないことが原則です。アルツハイマー病と考えられる患者さんに、認知症を引き起こす原因となる脳梗塞や脳出血などがないかどうかを確認するために、ＣＴスキャンあるいはＭＲＩ検査を行うのです。

次に、認知症に似ているが認知症ではない疾患を除外するためです。一見すると認知症

のようでも、その背景に脳腫瘍や正常圧水頭症、慢性硬膜下血腫などのように、適切な治療で治せたり症状を軽減できる疾患が存在しているかもしれません。これらの疾患があるかどうかは、CTスキャンやMRIを施行すれば、すぐにわかるのです。

「CTスキャンで、脳に萎縮がみられないから認知症の可能性は少ないでしょう」「物忘れはあるようですが、MRIでは年齢相応の脳萎縮だけですから認知症ではないでしょう」と、患者さんやご家族に説明する医師がいるようです。認知症患者さんをみたくないからそのように説明するのか、本当にそのように考えているのかはわかりませんが、いずれにしても、誤った診療態度です。というのは、認知症の有無は、CTスキャンやMRI検査だけでは判断できないからです。脳萎縮がみられるから認知症であり、脳萎縮が目立たないから認知症ではない、という考え方は誤っています。健常高齢者のCTスキャンやMRIをみると、やはり脳萎縮がみられることが少なくありません。むしろ、脳萎縮は、加齢に伴ってほとんどの高齢者にみられる現象なのです。

脳の形態画像検査は、認知症診断の補助的な役割をもつにすぎません。認知症を判断する基本は、ご家族からの詳細な情報収集と患者さん本人に対する問診と診察なのです。

図3　アルツハイマー病の典型的な脳血流SPECT画像

55歳　女性　eZISによる解析

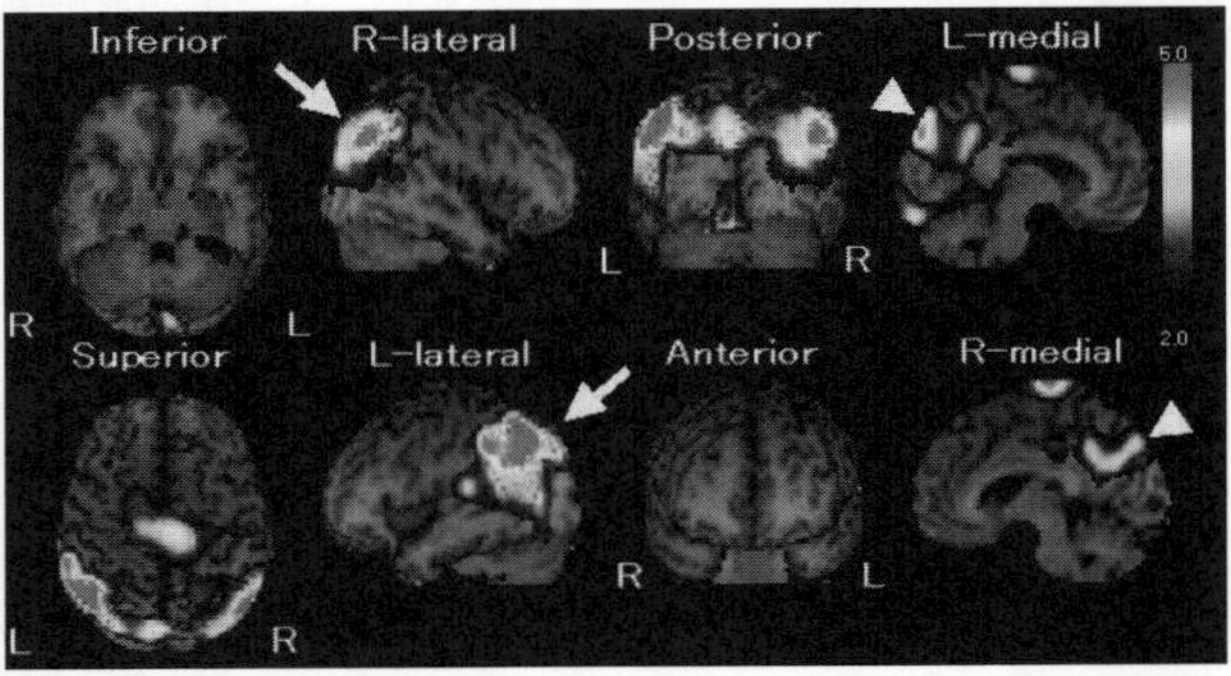

脳ＳＰＥＣＴ検査

脳ＳＰＥＣＴ（スペクト）検査は、放射性医薬品という薬を少量注射した後、脳血流の状態をＳＰＥＣＴ装置で計測し画像化する検査です。

図３は、脳ＳＰＥＣＴ画像の結果をeZISというソフトを使用して、アルツハイマー病にみられる脳血流異常を検出したものです。アルツハイマー病に進むと、典型的な患者さんでは頭頂葉後部（矢印）と、後部帯状回（矢頭）と呼ばれる領域で、脳血流の低下がみられます。この変化は、症状が出現する以前からみられることもあるので、症状だけではアルツハイマー病に進んでいるのか判断できない患者さんに脳ＳＰＥＣＴ検査を施行し、

アルツハイマー病に特徴的な血流異常が認められるときには、アルツハイマー病の可能性が高くなります。つまり、脳ＳＰＥＣＴ検査は、アルツハイマー病の早期診断に役立つのです。

認知症を起こす疾患によって、脳ＳＰＥＣＴ検査でみられる異常に違いがあります。たとえば、前頭側頭型認知症では、両側の前頭葉あるいは側頭葉で異常がみられやすく、レビー小体型認知症では、後頭葉でより強い異常がみられます。脳ＳＰＥＣＴ検査は、認知症を起こす原因疾患の鑑別に役立つことがあります。

脳ＳＰＥＣＴ検査は、費用が高額なので、気軽に施行できるものではありません。しかし、認知症診断に有効な場合があるので、早期診断が求められる場合や認知症を起こす原因がよくわからない場合には、医師としてはぜひ施行したい検査です。

認知症の早期発見の重要性

現在の医学では完全には治すことのできない認知症の早期発見が、なぜ大切なのでしょうか。

まず一番目に、早期発見によって、認知症という病気に対する正しい認識を、患者さんやご家族がもつことができるということがあります。

認知症に進んでいるのに、年のせいだから仕方ない、もともとの性格だからと勘違いされ、適切な対応がなされないことは、患者さんにとって不幸なことです。認知症は脳の病気であるという認識を、まず周囲の人たち全員が共有することが重要なのです。

二番目として、正しい医学的診断が下されることで、患者さんが適切な介護サービスを受けられることが挙げられます。病気に進んでいることが判明すれば、介護認定も受けやすくなります。患者さんやご家族が困っている日常生活上の問題点を少しでも軽減できるような、公的サービスを含めた適切な介護が早めに可能となります。

三番目に、軽度から中等度のアルツハイマー病に対して、症状の進行を遅らせる働きをもつ薬剤の投与が可能となることがあります。二〇〇七年二月の時点で、わが国で認可されている抗認知症薬は、塩酸ドネペジル（以下、ドネペジルと略、商品名・アリセプト）だけです。この薬剤は、アルツハイマー病の症状進行を抑制できる可能性をもつもので、認知症状が軽度なほど効果が期待できます。アルツハイマー病と診断されたとき、もし投与の条件が整うならばドネペジルの投与を行うことが望ましいのです。

四番目として、認知症を引き起こす危険因子の是正や、認知症状を悪化させる疾患の治療が早期から可能となることがあります。たとえば脳血管性認知症は、脳梗塞や脳出血を何回もくり返すことによって発現しますので、これを防ぐためには、脳梗塞や脳出血の予防が必要です。脳梗塞は、高血圧や糖尿病、高脂血症、心疾患、不整脈、過剰な飲酒や喫煙などが背景に存在することが多く、これらを治療したりコントロールすることによって脳梗塞の発症を減少させることができます。その結果、脳血管性認知症に進む可能性が少なくなります。脳血管性認知症が予防可能な認知症といわれる所以《ゆえん》です。

また、アルツハイマー病の経過中に脳梗塞や脳出血を合併すると、認知症状がより悪化することが知られています。アルツハイマー病患者さんにみられる脳血管障害の危険因子に対する管理もまた重要です。

若年認知症

若年認知症という用語は、医学の分野ではあまり使用されない言葉です。しかし、最近、テレビや新聞、雑誌、書籍などを通じて大きく報道されている影響で、しばしば目にする言葉になりました。六五歳未満で認知症を発症した場合、若年認知症と呼ばれます。

この若年認知症の抱える問題点には、七〇歳代、八〇歳代の高齢者に発症する認知症と比較して異なるところがあります。

若年という言葉からわかるように、働き盛りの年齢層にみられることが最大の特徴ですが、四〇歳代から六〇歳代前半の年齢層は、男女を問わず仕事や家庭の大黒柱となって活躍している場合がほとんどです。この年齢層で認知症になると、社会的な活動に制限が生じたり、社会的な活動が不可能になることが多くなります。会社勤めのサラリーマンならば退職を余儀なくされたり、家庭の主婦ならば家事全般ができなくなったりします。そのために経済的な問題がしばしば派生してきます。

また、認知症の進行が早い場合が多いともいわれています。これについては、医学的に必ずしも定説となっているわけではありませんが、筆者の経験では、若年発症の認知症患者さんでは、高齢発症の患者さんと比べて認知症状の進行が早いという印象をもっています。高齢発症の患者さんと異なり、社会的にばりばり働いている患者さんでは社会や家庭において活動性の占める役割が大きいので、認知症が原因でできなくなった部分が増えると、より症状が顕著にみえてしまうことが一因かもしれません。

利用できる公的サービスの施設が少ないことも大きな問題です。若年認知症の患者さんを診断した後に最も困ることは、利用できる適切な介護施設がほとんどないことです。物忘れ外来で認知症と診断し、デイサービスの利用を考えても、七〇歳代、八〇歳代の利用者が大部分の施設での利用を、若年認知症の患者さんは嫌がりますし、施設内でも浮いた存在になってしまうことがあり得ます。体力的なパワーが異なるために利用がむずかしい点もあります。デイサービスなどの利用が進まなければ、自宅でのひきこもり生活を余儀なくされる場合もあります。若年認知症患者さんを主な対象とする介護施設は、全国にわずかしかないのが今のところ実情ではないかと思われます。

若年認知症の事例

五三歳、男性の事例です。初診の一年前から物忘れが多くなり、何回も同じことを言うようになりました。半年前には、夜中の二時にトイレでヒゲを剃って仕事に行こうとしたそうです。受診の一ヵ月前に店（酒屋さん）を閉店しました。理由は、同じウイスキーを配達するたびに請求する価格が違うとお客さんからクレームがついたことから、仕事を継続することができなくなったためです。

診察室では落ち着きがなく、質問に対してオウム返しに質問をくり返すことが多く、年齢や誕生日も答えられません。じっとしていられず、すぐに診察室から出ていこうとします。制止すると不機嫌となり、手が出そうになります。なんとかなだめて施行した頭部CTスキャンでは、脳萎縮が目立ちました。

若年アルツハイマー病と考えられます。認知症状に気づかれてからわずか一年の間で、ほとんど何もできなくなってしまいました。初診以降、奥さんが時折、相談目的で来院されるのですが、その都度、介護の辛さを訴えて泣き出します。徘徊が頻繁で、入浴しない、何時間も計算ドリルを眺めているとのことでした。

患者さんの母親から、「あなた（奥さん）の接し方が悪いから、息子（患者さん）はこうなったのだ」と、奥さんは始終責められているとのことでした。このために施設入所に踏み込めないそうです（お嫁さんの立場から、とても施設に預けるなどと言い出せないというのです）。

初診からちょうど一年後、介護に疲弊した奥さんが患者さんを道連れに死にたいと訴えたので、これ以上在宅での生活を続けると悲惨な結果を招きかねないと思い、患者さんを早急に施設へ預けるよう手配しました。幸いにも預かってくれる施設がみつかりました。

物忘れ外来とは

近年、全国で物忘れ外来を開設する病院が増加してきています。以前は、ご家族が物忘れのみられる患者さんを、どこの病院、どの診療科に連れていったらよいのか途方に暮れていた状況がありましたから、隔世の感があります。

筆者は、一九九六年から現在の勤務先で物忘れ外来を開設し、認知症の早期発見とその後の対応を主な目的とした活動を展開しています。

表2は、筆者が開設している物忘れ外来における診療ならびに検査を示したものです。ご家族からの病歴聴取、患者さんの診察、一連の諸検査を保険内診療で施行しています。

筆者が開設している物忘れ外来の概略を述べますと、診療は基本的には予約制で、週一

表2 「物忘れ外来」における検査一覧

- 問診（問診票を含む）
- 内科的ならびに神経学的診察
- 心電図、胸部レントゲン撮影、採血（甲状腺ホルモン、ビタミンB_{12}など）
- MRI、MR血管撮影（MRA）
- 脳SPECT（^{99m}Tc-ECD → eZIS解析）
- 脳波、P300
- テスト式認知機能検査：下記①〜⑦

①Alzheimer's Disease Assessment Scale認知機能下位検査日本版（ADAS-J cog.）
②Syndrom Kurztest（SKT）
③Mini-Mental State Examination（MMSE）
④改訂長谷川式簡易知能評価スケール（HDS-R）
⑤Behavioral Pathology in Alzheimer's Disease Rating Scale（Behave-AD）日本語版
⑥Disability Assessment for Dementia（DAD）日本語訳
⑦注意テスト　時計描画テスト

川畑信也『事例から学ぶアルツハイマー病診療』中外医学社、2006、表10より転載

五枠、一枠一時間で新患の診療を行っています。初診日に、問診票の記入から始まり、ご家族からの病歴聴取、患者さんに対する問診と診察、心電図、胸部レントゲン撮影、採血検査を施行し、大まかな病態の説明を行います。その後、日を変えてＭＲＩ検査とテスト式認知機能検査、脳ＳＰＥＣＴ検査等を施行し、後日一時間の枠を設定して総合的な判断と今後の方針などについて説明を行っています。とくに介護の仕方については、時間をかけてご家族に説明するよう努めています。

図4は、年次別にみた物忘れ外来受診者数の推移、図5は、年齢層別にみた認知症

図4 「物忘れ外来」受診者の年次別推移 n＝1238

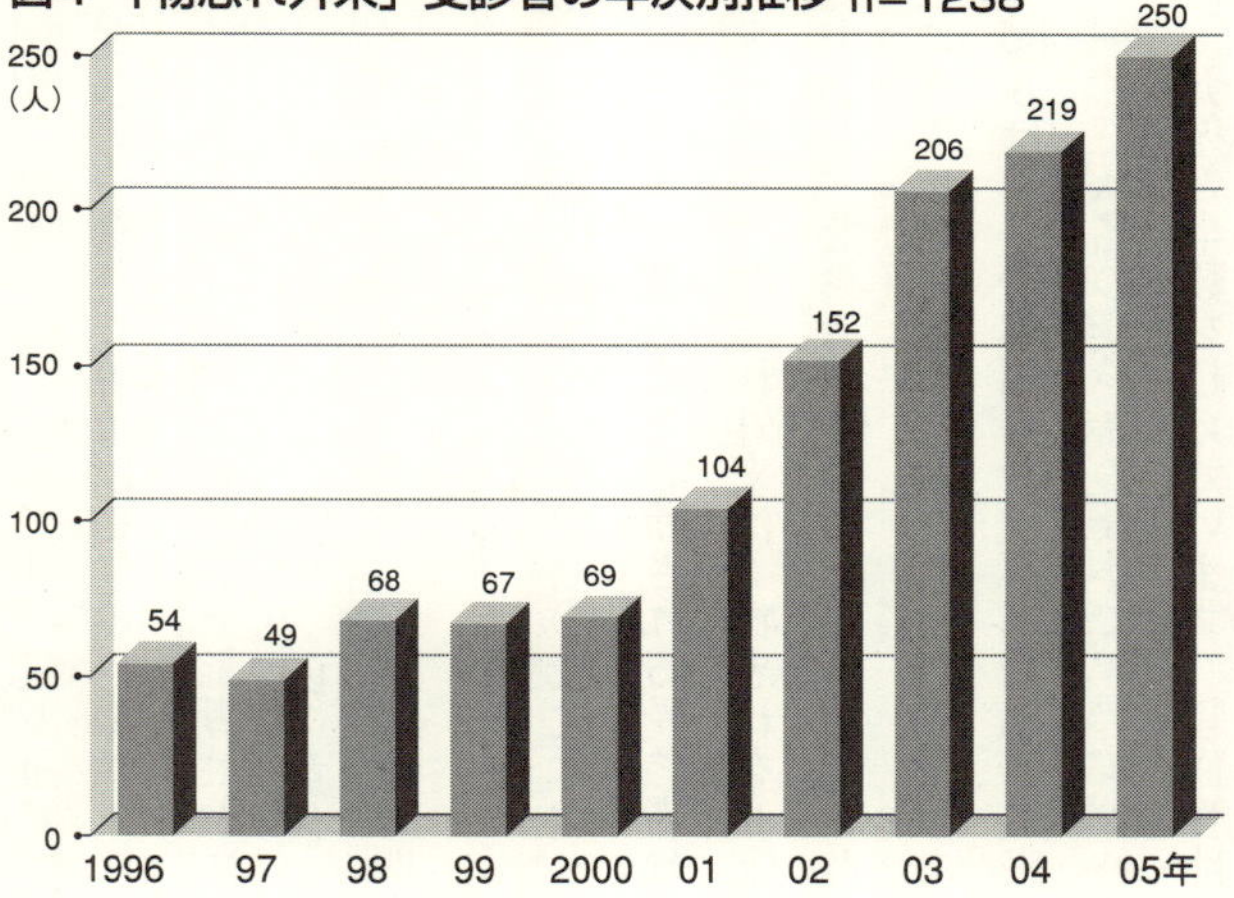

図5 年齢層別にみた認知症の出現頻度 n＝1237 1996〜2005

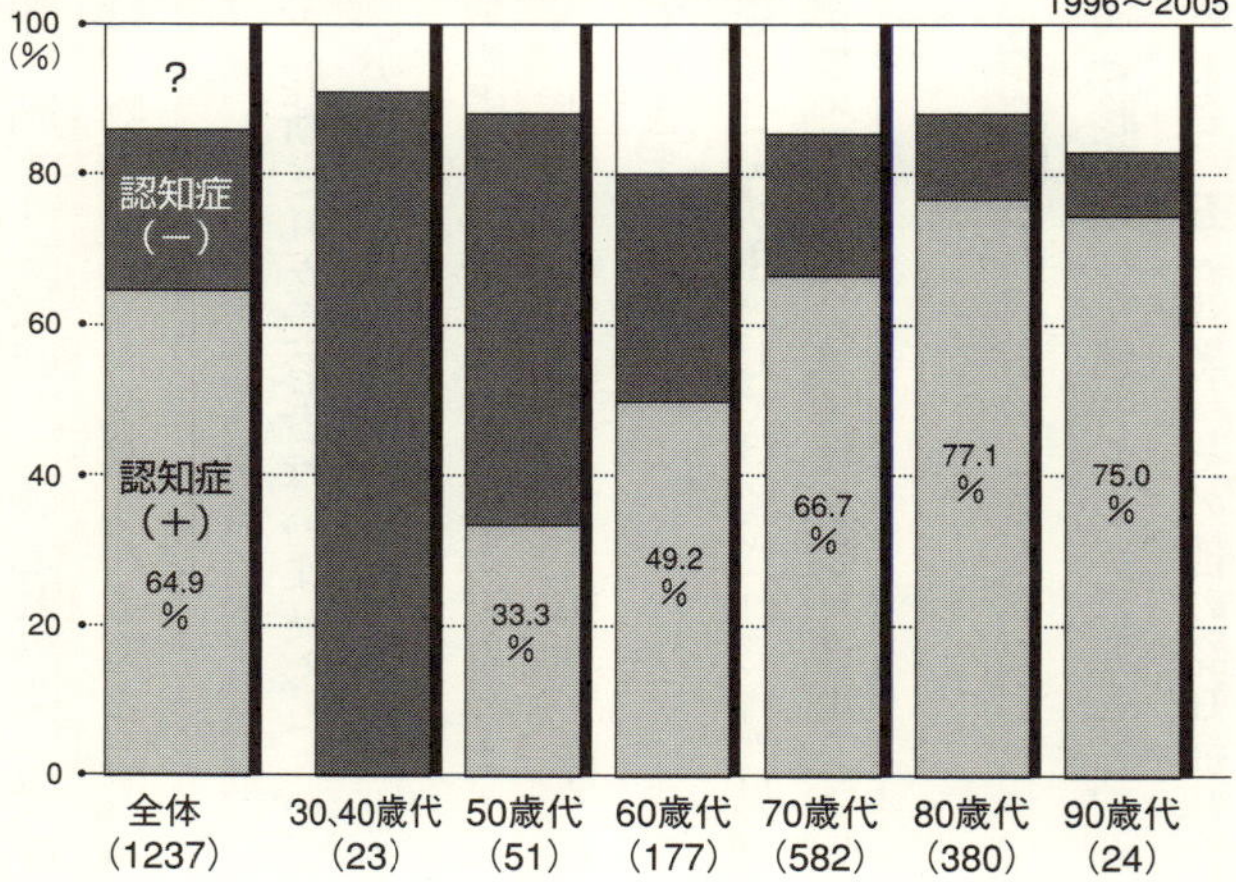

の出現頻度を示したものです。認知症に対する認識の高まりを反映し、物忘れ外来を受診する方々は確実に増加してきています。データでは、物忘れ外来を受診される方の三人に二人がなんらかの認知症疾患と診断されています。

このデータでは、三〇歳代、四〇歳代で認知症と診断された受診者はいません（このデータは二〇〇五年までですが、二〇〇六年に四七歳のアルツハイマー病患者さんが受診されました。これまでに筆者が診察した最少年齢のアルツハイマー病患者さんです）。五〇歳代では三三・三％、六〇歳代四九・二％、七〇歳代六六・七％、八〇歳代七七・一％と、年齢層が高くなるにしたがい認知症と診断される受診者は増加していきます。

もちろん、物忘れ外来は、物忘れを心配される患者さんが主として受診される専門外来ですから、受診者の特徴にバイアスがかかっていることは当然で、一般の方々では、こんなに高率に認知症と診断されるわけではありません。

図6は、一〇年間における「物忘れ外来」受診者の診断の内訳を示したものです。

一二三八名の受診者のなかで、アルツハイマー病と診断された患者さんが六五五名、五二・九％と半数を超えています。脳血管性認知症六七名、五・四％、その他の認知症八一

図6 「物忘れ外来」受診1238名の診断内訳

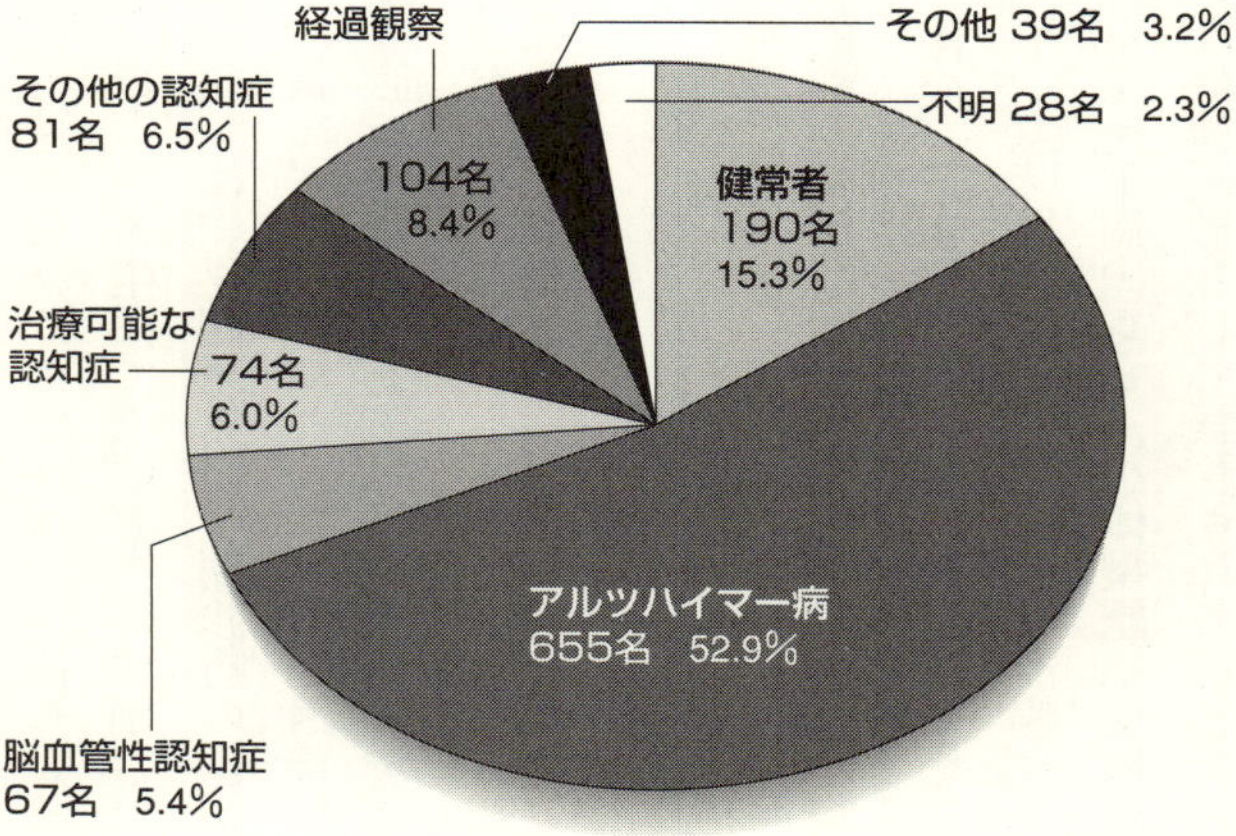

名、六・五%、治療可能な認知症七四名、六・〇%となっています。

ここで注目すべき点は、認知症に進んでいるのかどうかが判断できず経過観察とした患者さんが一〇四名、八・四%に及んでいることです。前述のように物忘れ外来では、MRIや脳SPECT検査、詳細なテスト式認知機能検査を施行していますが、それでも約一二人に一人の頻度で、診断のつかない患者さんがいるのです。

認知症診療で最もむずかしいのは、認知症と年齢に伴う心配いらない物忘れの境界に位置する患者さんの診断です。両者を鑑別する最大の違いは、物忘れによって日常生活に支障をきたすか否かなのですが、実際にはその線引きがむずかしいのです。認知症が軽ければ軽いほど日常生活で支障をきたす割合が少ないからです。

認知症では、早期発見、早期診断の重要性が強調されているのですが、実際には、ごく初期の認知症患者さんの診断が最も困難なのです。

認知症の原因疾患は数多くありますが、そのほとんどはまれな疾患です。ここでは、先に述べたアルツハイマー病と脳血管性認知症以外の代表的な認知症疾患について概説します。

前頭側頭型認知症

前頭葉や側頭葉に萎縮が目立つ非アルツハイマー病性認知症疾患の一群は、前頭側頭葉脳変性症（Frontotemporal Lobe Degeneration）と名づけられ、そのなかには、前頭側頭型認知症、意味性認知症、進行性非流暢性失語の三つの臨床病型が含まれます。欧米ではアルツハイマー病、レビー小体型認知症に次いで多いとされ、しばしばアルツハイマー病あるいは精神疾患として誤診されています。性格変化と社会的な行動障害が発症初期からみられ、経過中これらが主症状となります。以下に、前頭側頭型認知症の特徴[*1]をわかりやすく述べてみます。

1　発症年齢は、大部分が六五歳以前で潜在性に発症しゆっくりと進行・悪化する
2　病初期から社会的な対人関係が破綻し、自分の行動を抑制できない（周囲の人々からみると困った人間、自分勝手な人間にみられている）
3　人間的な温かみが失われ、共感や思いやりに欠ける、情動面での鈍麻がみられる
4　自分が病気になっているという洞察力がない（結果的に他人に迷惑をかけても意に介さない、反省しない）
5　他人の意見を聞かず、自分勝手な行動や言動が多い（精神的な硬直さ）
6　日常生活でワンパターンな行動を常にくり返す（常同行為、保続）

地誌的見当識（自分の置かれている状況や場所に対する認識）は、症状がかなり進行するまで保持されることが多いといわれます（外出しても迷子となることがない）。

前頭側頭型認知症の事例

六四歳の女性で、用事がないのに毎日決まった時間に郵便局に出かけます。

六一歳頃から、まとまりのない行動がみられ始めました。たとえば、自家用車を運転している際、信号待ちで停車している状態から後方発進し、後続の車にぶつけたのに走り去ってしまいました。警察から事情聴取を受けても言いがかりをつけるなと怒り出す始末でした。受診時の問題は、毎日朝食後、用事もないのに最寄りの郵便局に出向いて貯金残高の確認をすることです。郵便局では、毎日なのでうるさがられているのですが、患者さん本人は一向に意に介していません。また、食事では、朝昼晩と毎食決まった食べものを食べています（常同行為と呼ばれ、同じ行動をくり返します）。毎日、七時に起きて、洗顔、朝食、散歩、洗濯を決まった時間に決まった手順で行っています（時刻表的生活と呼ばれています）。

ＭＲＩでは、両側側頭葉で脳萎縮が目立ち、臨床症状から前頭側頭型認知症を疑いました。

初診以降、定期的にご主人に連れられて外来通院していますが、診察の初めは必ず「自分は健康だから、お父さんがみてもらいなさい」と言い、さらに「もういい」をくり返し、診察室からすぐ出ていこうとする動作（立ち去り現象）がみられます。相変わらず、毎日郵便局に貯金残高の確認に行く行動をくり返しています。毎日散歩に出かけますが、一度も迷子となったことはなく必ず自宅に帰ってくるとのことでした。

ピック病

ピック病（Pick's disease）は、その定義や診断的位置づけなど、多くの点で混乱がみられる疾患概念です。ここでは、それらの問題には立ち入りませんが、新聞や雑誌などでピック病という病名を時折みかけるので簡単に解説します。

前頭葉や側頭葉に萎縮が優位にみられる患者さんは、病理学的な特徴から、前頭葉変性症型、ピック型、運動ニューロン疾患型の三つの病型に分類され、これらを総称して前頭側頭葉脳変性症と呼びます（臨床病型と病理学的病型がそれぞれ提唱されています）。

人格面では、他人を馬鹿にする、無視する、自己中心的で反省に乏しい、うそをつく、攻撃的、他人の迷惑を考えないなどの性癖がみられます。行動面では、徘徊や放浪、無銭飲食、窃盗などの反社会的行為がしばしばみられます。感情は不安定で、とくに不機嫌な状態が多く、他人と仲よくできず喧嘩をすることが多く、また、反対に無感情で表情に乏しく、何もしゃべらないでじーっとしていることも、よくあります。

ご家族や周辺地域、社会に大きな迷惑を及ぼす場合が多く、患者さん本人にも身体的危険性がみられる可能性が高く、家庭での介護が困難となる事例が多いのです。

筆者の経験した五四歳の女性のピック病患者さんは、ホテルに宿泊しても宿泊代を払わず帰ってくることがしばしばあり、ご主人がその都度謝って弁償するなど大変苦労していました。この患者さんは、心優しいご主人に向かって、「あんたは馬鹿だ、私のほうがあんたより学歴が高い」などと理不尽な言動をくり返していました。しかし、これらの行動障害や異常言動は、いずれもピック病という病気が原因で生じており、患者さん本人の性格や気分によるものではないことを理解したうえで、適切な対策を立てていくことが必要となります。

レビー小体型認知症

大脳皮質にレビー小体が広範に出現し、認知症状がみられる病気です。欧米では、アルツハイマー病に次いで多い認知症疾患です。レビー小体は、神経細胞内に出現する封入体で、以前はパーキンソン病患者さんの脳幹部にみられるのを特徴としていましたが、現在では、いろいろな疾患に伴って出現してきます。

レビー小体型認知症は、変動する認知機能障害（認知症状が日によって変動する）、反復する幻視、パーキンソン症状（安静時振戦、筋強剛、動作緩慢・無動、姿勢反射障害）のうち、二つの症状がみられる際に診断されます。

変動する認知機能障害とは、患者さんの注意や覚醒《かくせい》状態によって認知症状に動揺がみられ、とても状態がよいときと明らかに調子が悪いときが交代してみられるものです。たとえば、朝起床時や昼寝の後のように十分覚醒していないときに症状が目立って悪い、起床後しばらくするとうそのように調子がよくなる、同じ薬を飲んでいるのに調子のよい日と悪い日がみられる、といった具合です。

反復する幻視は、生き生きとした具体的な内容を伴うことが特徴です。たとえば、夕方になると玄関先に知り合いの新聞配達員が来て、新聞を細かく折り畳んでいる姿がみえる、血を流し恐ろしい顔をしている人が自分を指さして呼んでいるなどと訴えます。花瓶が犬にみえる、カーテンの後ろに動物がみえるなどの訴えがみられることもあります。

レビー小体型認知症は、アルツハイマー病との鑑別がしばしば困難になります。ただ、アルツハイマー病では、末期にならないと手足の障害は出てきませんが、レビー小体型認知症では手指のふるえがみられる、動作が緩慢となる、歩行がスムーズにできない、などの神経症状がみられる点が鑑別の目安となります。

レビー小体型認知症の事例

七四歳の男性で、鎧《よろい》をつけた武士がたくさん歩いていると訴えます。

ある年の春頃から動作が緩慢となり、歩いていると家族から少しずつ遅れていくようになりました。さらに、歩行が小股となりちょこちょこ歩きとなってきました。動作緩慢と歩行障害はゆっくりと進行し、時折転ぶようになりました。運動障害が出始めた頃から、布団の上に見知らぬ子どもが寝ている、自分を手招きしているのがみえると訴え始めました。秋頃から、鎧をつけた武士がたくさん歩いている、刀を振りかざして自分に斬りかかってくるなどと訴え、一一月に筆者の開設している物忘れ外来を受診されました。連れてきた奥さんの話では、症状は日によって異なり、調子のよいときには会話もスムーズに進むのですが、調子が悪いと会話がかみ合わずにとんちんかんな話が多いとのことです。また、ポットが犬にみえる、カーテンの向こうに鬼がみえるからなんとかしてくれと言うこともあるとのことでした。

クロイツフェルト－ヤコブ病

クロイツフェルト－ヤコブ病（Creutzfeldt-Jakob 病、以下、CJD）は、初老期に発症する認知症を呈する疾患の一つです。一年間で人口一〇〇万人に一人の頻度で発病するといわれ、アルツハイマー病などと比べるとはるかにまれな病気です。

主として四〇歳代から六〇歳代で発症し、急速に進行する認知症状に加えて、四肢の運動障害や筋肉のこわばり、全身の不随意運動（ミオクローヌス）などがみられ、数カ月から一、二年で死亡します。

原因は、核酸をもたないたんぱく質からなる感染性因子によるとされ、脳に海綿状変化（脳にスポンジ状の隙間ができる状態）がみられることから伝染性海綿状脳症とも呼ばれます。

この感染性因子は「プリオン」と命名されており、このプリオン原因説を提唱したプルシナー博士は一九九七年にノーベル医学・生理学賞を受賞しました。

大部分のＣＪＤでは、明らかな感染や遺伝の関与はありませんが、医療行為によってＣＪＤの発症がみられることが報告されています。ヒト由来の下垂体製剤の投与を受けた患者さんや角膜移植、脳波検査の際に深部電極を使用された方にごくまれに発症することがあります。マスコミで取り上げられた脳外科手術の際に使用された脳硬膜移植を契機にＣＪＤを発症する事例も、わが国で七〇人以上でみられています。

近年、牛海綿状脳症（Bovine Spongiform Encephalopathy：BSE）とＣＪＤとの関係がわが国でも社会問題となっています。ＢＳＥは、一九八五年頃、英国の乳牛に散発的に発症し、その後短期間のうちに英国からヨーロッパに広がった牛に発症するプリオン病です。ＢＳＥに感染している牛肉の摂取によって伝播した結果、ヒトにＣＪＤと同様の症状がみられることが判明しています。これは、従来のＣＪＤと異なり新型ＣＪＤと呼ばれます。新型ＣＪＤは、主として二〇歳代から三〇歳代に好発し、精神症状が初発症状となることが多く、認知症やミオクローヌスは病勢が進んだ時期にみられることが従来のＣＪＤ

と異なる点とされています。

正常圧水頭症

認知症状と歩行障害、尿失禁の三つの症状を特徴とする認知症疾患ですが、適切な治療によって症状の改善が期待できるものです。くも膜下出血や髄膜炎などの後遺症として認められることもありますが、原因のよくわからない場合が多いのです（特発性正常圧水頭症といわれることもあります）。ＣＴスキャンやＭＲＩで著明な脳室の拡大がみられることが診断の手がかりとなります。本来、脳室の拡大（水頭症）がみられると髄液圧は上昇するのが一般的ですが、この疾患では、腰椎に針を刺して髄液を採取する際、その圧を測定しても正常かあるいはわずかしか上昇しないことから、正常圧水頭症と呼ばれます。シャント手術（脳と身体の他の場所とを管でつないで脳で吸収されない髄液を減少させる手術）によって症状の改善を期待できる患者さんがいるので、見逃してはならない疾患です。

進行性核上性麻痺

病像がパーキンソン病とよく似ており、しばしばパーキンソン病と誤診されています。パーキンソン症状に加えて、眼球運動障害（上下方向に眼球を動かせないことが多い）、項部屈曲（首を後方にそらせたような姿勢）、歩行障害、嚥下《えんげ》困難、言語障害、さらに認知症状がみられます。無欲や無関心、怒りっぽい、抑うつ状態などの人格障害や感情障害もみられます。パーキンソン症状の存在、初期から嚥下困難や歩行障害がみられることからアルツハイマー病との鑑別は比較的容易です。

進行性核上性麻痺は、手足の使いにくさや歩行障害などの存在から脳血管性認知症と混同される可能性もあります。

第二章　認知症における中核症状と周辺症状（行動障害・精神症状）

すでに述べたように、認知症にみられる症状は、中核症状と周辺症状（行動障害・精神症状）に分けて考えると理解しやすくなります（図2、三七頁）。ここでは、これらについて詳しく考えていきましょう。

以下、まず中核症状についてみていきます。

記憶障害（物忘れ）

記憶は、記銘と把持《はじ》、再生の三段階に分かれます。記銘は物事を覚え込む段階、把持は記銘した内容を脳内に貯蔵する能力、再生は貯蔵した内容を呼び起こす機能に該当します。

この三段階のいずれに支障があっても、結果として記憶障害、いわゆる物忘れの症状を起こすことになります。

記憶はその性質から、意識的に記憶する陳述記憶と、体で覚える手続き記憶に大別されます。さらに前者は、エピソード記憶と意味記憶に分類されます。エピソード記憶は個人に関する生活史に該当し、意味記憶は知識や常識に相当する記憶です。

エピソード記憶は、どこの学校を卒業したか、どの会社で働いていたのか、何歳で結婚したのかなど、その人の歴史や生活に関係する記憶です。意味記憶は、現在の総理大臣は誰か、日本の首都はどこかなど、誰でも知っている、知っていなければならない知識や常識です。手続き記憶は、子どもの頃に覚えた自転車の運転をしばらくしていなくても、再びなんの苦労もなく乗ることができることに代表される、体や経験で覚えたものです。

記憶を把持する時間の長短から、即時記憶（瞬間的な把持）と近時記憶（数分、数時間から数日の把持）、遠隔記憶（数ヵ月から年単位の把持）に分けられます。

年齢に伴う心配いらない物忘れでは、意味記憶に障害がみられても、しばしばエピソード記憶は保たれています。仮にエピソード記憶に支障がみられても、ヒントを与えると思い出すことができたりします。
　大まかに述べると、アルツハイマー病では、記憶の内容
記憶↓手続き記憶の順で、把持する時間からは、近時記憶↓遠隔記
やすいという特徴があります。

見当識障害（失見当識）

見当識とは、現在の時間や日時、季節、自分の置かれている場所や状況、人物を正しく認識する機能を指します。

　時に対する見当識は、今日は何月何日か、何曜日か、平成何年か、いまの季節は何かなどを正しく答えられるかどうかで判断されます。年齢に伴う心配いらない物忘れでは、日時や曜日をうっかり間違えることはあり得ますが、季節を間違えることはありません。

　時に対する見当識障害が存在すると、休みのはずの日曜日に出勤しようとしたり、大切な商談の日時を間違えたりするなどのトラブルが出てきます。しかしアルツハイマー病では、七〇歳代、八〇歳代の高齢者にみられることが多く、この年代では、仕事に就いてい

たり社会的活動を活発に行っている方々はそれほど多くはありません。そのため、時に対する認識に多少混乱があっても、必ずしも周囲の方々に気づかれないことがしばしばあります。日時や曜日がわからなくても生活するうえで大きな支障をきたすことが少ないからです。

場所に対する見当識は、自分がいる場所を認識しているか、何県、何市に住んでいるか、どこの病院で診察を受けているか、などを理解しているかどうかで判断されます。アルツハイマー病患者さんが、自宅にいるのに家に帰ると訴えたり、外出すると迷子になるのは、この場所に対する見当識に障害が生じているからです。

人物に対する見当識は、一緒に付いてきた人が誰かが正確にわかるかどうかを聞いて判断します。アルツハイマー病で人物に対する見当識に障害がみられるのは、認知症が相当進んできた時期からです。

アルツハイマー病では、通常、時に対する見当識障害がまずみられ、次いで場所に対する見当識障害が生じ、最後に人物に対する見当識障害の順で症状が現れます。

失語症

失語症は、言葉を道具として上手に操作することができなくなる状態と定義されます。いわゆる呂律《ろれつ》が回りにくい状態（構音障害、酔っぱらったときのようなしゃべり方）とは異なる言語障害です。

失語症では、他人の話す内容を理解できない（聴覚的理解の障害）、自分の言いたいことを言えない（言語表出面の障害）、物や人の名前を想起できない、言えない（喚語困難）、言葉を言い間違える（錯語）、文章をくり返して話すことができない（復唱障害）、文字を読めない（失読）、文字を書けない（失書）といった、話し言葉や聞き言葉、読み書きに広範な障害がみられます。

失語症が存在すると、日常生活上で言語によるコミュニケーションが困難となるため生活に支障をきたします。

失行症

失行症は、手足に明らかな麻痺や脱力がないにもかかわらず、動作や行為を上手に行うことができない状態と定義されます。

たとえば、歯ブラシの使い方がわからない、ドアの開け方がわからない、自動車のエンジンのかけ方がわからないなど、行動面での支障が顕著となります。手足の運動に問題がないのに、どうしてと思われるかもしれませんが、脳のある部位に損傷がみられると、このような状態が惹起《じゃっき》されることがあるのです。

最も有名な失行症の一つに、着衣失行が挙げられます。日常の着衣動作を行う能力が失われ、衣服の種類や上下、左右、裏表と自分の身体との関係がわからなくなり、前後逆さまに着る、袖に足を入れる、セーターを脱ぐことができないなど、着衣に関する支障がみられるものです。右頭頂葉後部に損傷があると生じる場合が多いといわれます。

失行症がみられると、生活をしていくうえで必要な日常の実行機能に大きな影響を及ぼすことになり、認知症患者さんの生活能力に大きな支障をもたらします。

失認症

失認症は、視力や聴力は正常に保たれているのに、対象を正しく認識できない症状と定義されます。中核症状の一つです。

たとえば、視力は十分あるのに、よく知っているはずの知人の顔がわからなくなってしまう状態がみられます。これは相貌《そうぼう》失認と呼ばれます。相貌失認では、みただけでは誰なのかわからないのですが、その人の声を聞いたり、顔に触れたりすると直ちに誰かわかることが特徴です。

他にも、物をみてもそれがなんであるかわからない（物体失認）、音を聞いてもその音がなんの音かわからない（聴覚失認）、左半分の空間にある物を認識できない（半側空間失認）など、いろいろな失認が挙げられます。

失認症状がみられると、日常生活上での行動面で多様な支障をもたらします。

判断力の低下

私たちは、日常生活を行ううえで特別に意識をしなくても、いろいろな判断を行い、生活しています。この判断力の低下も中核症状の一つです。

たとえば、昼ご飯を何にしようかと考えるとき、麺《めん》類にするかご飯物にするかを考えたりします。麺類ならば、うどんかそばかラーメンのどれがよいかなどを選びます。今日は、胃が少しもたれているから煮込みうどんにしようと判断するかもしれません。食事を何にするかといった簡単な事柄でも、多くの段階を経て意思決定されているのです。

ところが認知症に進むと、社会的な出来事やこうした個人的な事柄に関して判断する能力に障害が現れ、しかも経過にしたがって少しずつ悪化していきます。

起床して、どの洋服を着るか、スーパーでどんな食材を買うか、目的地に行くために何番乗り場のバスに乗るのか、料理に醤油とソースのどちらをかけるのかなど、日常生活でそれまで簡単にできたことができなくなってくるのです。

認知症患者さんが在宅生活を送るなかで最も困ったことの一つに、訪問セールスにだまされて高価な品物、不要な品物を購入する、あるいは法外な購入契約を結んでしまうことが挙げられます。これは大きな社会問題ともなっています。

なぜ、認知症患者さんは、不合理な購買や契約をしてしまうのでしょうか。それは、社会的な善悪を判断する能力に支障があるからです。たとえば、訪問したセールスマンの口車に乗って味噌を三〇キロ購入してしまう一人暮らしの患者さんがみられます。一人で生活していくうえで、一度に三〇キロも味噌を買う必要はないはずですが、その判断ができないためです。月一五万円の年金生活を送っている患者さんが、月々一二万円返済しなければならない自宅改築の契約を結んでしまうケースもあります。経済的に適切な判断ができないためです。

このように、判断力の低下は、日常生活上で重大な支障をきたす要因の一つとなります。

関心の低下、意欲の減退、自発性の低下

それまで自ら進んで関心をもっていたこと、楽しみとしていたことに対して関心がなくなってきます。たとえば、以前は大好きだったカラオケに行かなくなった、何年も慣れ親しんできた習字をしなくなった、趣味だった買物に出かけなくなったなど、周囲のいろいろなことに関心がなくなってきたりします。

こうした状態が進行すると、一日中ぼーっとしてテレビの前に座っている、日中うとうととして過ごすなど、無為な生活を送るようになります。このとき、テレビの前に座っているからといってテレビをみているわけではなく、新聞をみているからといって新聞を読んでいるわけではないのです。

周囲に対する関心の低下は、自発性の低下や意欲の減退と相まって日常生活での活動性の低下につながります。

これらの状態がみられるとき、ご家族や介護スタッフは、患者さんに頻繁に声かけを行い、行動するよう促さなければなりません。一緒に散歩に行こうと言って連れ出す、料理を手伝ってと言って患者さんができる料理を作ってもらう、洗濯物をたたんでもらうなど、なんでもよいですから患者さんにできる機能を最大限生かして、活動性を高めるよう周囲が働きかけを行う必要があります。

感情障害

認知症では、日常生活で微妙な表情がみられず、喜怒哀楽が乏しくなってくることがあります。たとえば、テレビで悲しい場面が出てきても、患者さんは悲しい表情をみせることなく、きょとんとした様子をすることがあります。感情の起伏がなくなってくる状態を感情の平板化と呼びます。一方で、以前と比べて怒りっぽくなることもしばしばあります。

怒りっぽい状態は、認知症の早期徴候でもあります。些細《ささい》なことで急に怒る、口汚い言葉でののしる、暴言を吐く、威嚇《いかく》行為がみられたりします。

連れてきたご家族が、診察室で患者さんの困った状況をさかんに訴えている横で、われ関せずといった顔をしている患者さんもいます。これは、不関と呼ばれ、感情が鈍麻した状態を反映したものなのです。

次に、周辺症状をみていきます。

行動障害

認知症患者さんの日常生活をよく知るご家族や周囲の人々が気づく行動の変化です。頻繁にみられる行動障害として、目的のない行動をくり返す、不適切な行動をする、予定や決まった出来事に対する不安症状が挙げられます。

ご家族が認知症に気づかれるきっかけには、置き忘れやしまい忘れ、同じことを何回も聞いてくるといった記憶障害に関係するエピソードが最も多いのですが、この行動障害の有無も認知症の早期発見の手がかりとなることがよくあります。

たとえば、家族揃って出かけるとき、出発の一時間前から準備をして玄関先で待っている、何時に出かけるのかしつこく何回もご家族に聞くなどの症状がみられます。患者さんには間近な出来事に対する不安症状があるため、このような不必要な行動、確認行動が頻繁にみられるのです。ちなみに、出かける時間を何回言ってもすぐに忘れてしまい、準備ができないのも認知症患者さんによくみられる症状といえます。

日常生活上の行動に変化がみられることも大きな特徴です。以前はきれい好きだったのに風呂に入りたがらない、歯磨きをしなくなった、着替えをせずいつも同じ洋服を着ている、電話をかけなくなった、窓口で切符を買えない、バスや電車を利用することができなくなってきたなど、病気になる前にはなんら苦労することなく行うことができた日常生活上の行動ができなくなってきます。

物盗られ妄想

妄想は、誤った訂正不能の確信です。患者さんの訴える内容は、客観的には誤っているのですが、訂正することができないのです。なぜなら、患者さんはそのことを確信し強固に信じているからです。

物盗られ妄想では、「嫁に自分のお金を盗られた」「誰かが家に侵入し貯金通帳をもっていった」といった金銭にまつわる訴えが多いのですが、患者さんによっては、下着や着物を盗まれた、食器や箸を盗られたなど些細な日常品を盗られたと訴える場合もあります。筆者が経験した事例では、愛用のかつらを隣人に盗まれたと訴える患者さんがいました。

盗んだとされる犯人は、同居するご家族か別居している親族の場合が多いのですが、親身に介護されている配偶者やお嫁さんなどが犯人とされるのは辛いことです。

物盗られ妄想で最も困る点は、妄想に伴う行動化がみられる場合です。たとえば、盗んだとされる相手に対して攻撃的になり、暴力を振るう、警察に訴える、自室に誰も入れないなど不穏当な行動に実際に踏み出してしまうことがあります。このようなときには、薬物療法（第七章）を視野に入れた介入が必要となります。

物盗られ妄想を示す患者さんでは、認知症をはじめとするなんらかの精神疾患をもっている場合がほとんどであり、年齢に伴う心配いらない物忘れで物盗られ妄想を認めることはまずありません。

「ここは自分の家ではない」という妄想

自分の家にいるのに、「ここは自分の家ではない」と確信する症状です。確信しているだけならまだよいのですが、家にいるのに自分の荷物をまとめて出ていこうとする、家に連れて帰ってくれとしつこく要求する、出ていこうとするのを止めると暴力行為に及ぶなど、困った症状に発展することがあります。この症状は、一日のなかで、夕方から夜にかけて出やすい特徴があります。認知症患者さんが、自分の置かれている場所や状況を正確に認識できないこと（見当識障害）、判断力の低下があることに起因します。

ここは自分の家ではないとの訴えがみられる際の対策としては、「今夜はもう遅いので明日送っていくから、今晩はここに泊まりましょう」と患者さんに話をして休ませる、玄関先で表札などをみせて患者さんに自宅にいることを知らせ安心させる、ご家族が「ではいまから送っていくよ」と言って、自動車に乗せ自宅の周囲を五分から一〇分くらいドライブしてから自宅に帰ってくる。そして、「はい、着いたから」と患者さんを素早く促して自室内に入れるなどがお勧めです。

その他の妄想

人物を誤認する患者さんのなかで、カプグラ（Capgras）症候群と呼ばれる症状を示す方が時折みられます。

カプグラ症候群とは、患者さんにとって身近で重要な人物が、知らない間に姿や形はそっくりだがまったく別人に変わってしまったという妄想です。アルツハイマー病患者さんでは一〇％前後にこのカプグラ症候群がみられます。この症状は、認知症がかなり進んだ時期に出やすくなります。

筆者の経験したある男性患者さんは、自分の妻が別人に成り代わっているという確信をもち始め、精神的な混乱を起こしてしまいました。ご家族がいくらそうではないと話をしても納得しません。そこで、奥さんに赤いリボンを目印としてつけてもらったところ、別人であるという妄想が軽減しました。

別の女性患者さんは、ご主人と娘さんとの三人暮らしですが、娘さんが二人いると言い張ってご主人を困らせたので、物忘れ外来に連れてこられました。三人暮らしなのに毎日四人分の食事を準備し、食卓に四人分の食器を用意します。娘さんが帰宅し食事をしているのに玄関先に座ってもう一人の娘さんの帰りを待っています。診察室で患者さんに娘さんの名前を聞くと、実在している娘さんの名前はすぐに答えますが、実在していない娘さんの名前もときに答えることがあります。四年以上外来に通院されていますが、娘さんは二人いると言い張る症状が続いています。

猜疑心

認知症になると、病気になる前と比べて疑り深くなることがあります。自分で物をなくしたときや失敗したとき、それをご家族の責任にしてなじったり疑ったりします。物をなくしたとき、自分の落ち度やうっかりが原因ではないかとまず自分の非を考えるのが通常ですが、アルツハイマー病患者さんでは、自分が病気になっているという認識（病識）に欠けるので、自分は悪くない、周囲の人々がいけないのだという考え方に至ることが多いのです。その結果、自分のミスをご家族や他人の責任にしてしまいます。以前と比べて猜疑心が強くみられるようになったら、認知症を疑ってみてもよいかもしれません。

幻覚

幻覚は、実在しない人や動物がみえる（幻視）、いない人の声や物音が聞こえる（幻聴）、実在しない臭いを感じる（幻嗅）、触られていないのに何かに触られている（幻触）などに分類されます。

アルツハイマー病では幻視の訴えがよくみられます。たとえば、夕方になると布団の上に知らない子どもたちがみえる、窓から怖い顔をした人が室内をのぞき込んでいる、死んだお母さんがみえるなどの訴えで、物忘れ外来を受診する患者さんも少なくありません。

徘徊、無断外出

目的なくふらふら歩き回る症状です。目的なくと述べましたが、患者さんにとっては本当はなんらかの目的があって外出したのかもしれません。目的をもって出かけたのですが、発見されたとき、記憶障害のために外出の動機を述べることができなかった可能性も考えられるのです。いずれにしても、徘徊や無断外出は、思わぬ事故に巻き込まれる可能性をもつ症状なので注意が必要です。

筆者が経験した事例では、朝仕事に出かけると言って家を出たまま三日間行方不明となり、数十キロ離れた場所で発見された五七歳、男性のアルツハイマー病患者さんがいました。幸い、擦り傷程度で大事には至りませんでしたが、ご家族は、行方不明となったときまで、患者さんが認知症になっているとはまったく思わなかったとのことでした。三日間行方不明となって、初めてこれはおかしいと感じて物忘れ外来に連れてきたのです。

徘徊は、ご家族にとって大変困る症状の一つです。徘徊することによって、危険な場所に入り込む、行方不明となる、事故に巻き込まれるなど、不測の事態に至る可能性が高くなるからです。

性的逸脱行動

介護するお嫁さんや訪問ヘルパーさんに対して、体を触ったり卑猥《ひわい》な言葉を投げかけたりすることがあります。善悪を判断する能力や自制心が低下し、性的逸脱行動に発展するものです。

筆者の経験では、一人暮らしの男性患者さん宅を訪問したヘルパーさんが患者さんから性的関係を迫られて逃げ出した事例、介護している娘さんが患者さんの横で仮眠しているときに体を触られて乱暴されそうになった事例などがありました。

暴力行為

暴言、威嚇行為、さらに暴力行為に発展する患者さんがみられます。暴力行為に及ぶ原因として二通りのことが想定されます。

まず、周囲のご家族や介護者の不適切な対応が原因となって、患者さんがそれに過剰に反応して暴力行為に至る事例です。この場合には、患者さんの気持ちを汲んだ適切な対応をすることによって暴力行為は軽減するはずです。

また、介護の善し悪しにかかわらず、疾患自体の性質から暴力行為に及ぶこともあります。たとえば、前頭葉の損傷などによって自制する機能が働くなった結果、意味なく暴力を振るう場合などです。この場合には、適切な介護によって暴力行為を軽減させることはむずかしく、薬物療法が必要となることが多いのです。

昼夜逆転・せん妄

睡眠・覚醒のリズムが乱れてしまい、昼間うとうとしているのに、夜間、とくに深夜になると目をギラギラさせて歩き回ったり騒いだりします。介護するご家族にとっては、精神的にも身体的にも大きな負担となる症状です。

せん妄と呼ばれる状態との区別がむずかしいことがあります。せん妄は、意識障害の一つのタイプで、意識の狭窄《きょうさく》に伴って、判断力や理解力の低下と幻覚や妄想、異常行動（暴力行為、徘徊など）が急激に出現する状態です。夕方から夜間にかけて悪化することが多く、それは夜間せん妄と呼ばれます。せん妄は、脱水や高熱、感染症、薬物の副作用、外科的手術後などを契機に、認知症に進んでいない高齢者でも出現することが少なくありません。

認知症患者さんでは、骨折や肺炎、外科手術などの急性疾患で入院を余儀なくされたり、転居したり、介護施設へ入所したりなどの環境の急激な変化に適応できず、せん妄をきたすことがあります。入院したら認知症が急激に進んだ、環境の変化で急に認知症になったなどの訴えをよく耳にしますが、これらの場合、せん妄の出現している可能性が高いといえます。

せん妄は、適切な薬物療法や環境の整備によって短期間で治癒させることが可能であり、しかも完全に回復できる状態なので見逃してはなりません。

食行動の異常

食行動の異常として、多食（一度にたくさんの食物を食べる）、過食（一日に何回も食べる）、異食（食物でない物を食べてしまう、たとえば、石けんや消しゴムなど）、拒食（食べない、食べようとしない）がしばしばみられます。

何回も食事やおやつを食べてしまうので困ると訴えるご家族がいます。この場合、お腹の調子を悪くするなどの症状がなければ、患者さんの好きなようにさせてあげることは、誤った対応ではありません。

第三章　アルツハイマー病を理解する

アルツハイマー病の特徴

本章では、アルツハイマー病の特徴をまとめてみましょう。

まず年齢についてですが、四〇歳から九〇歳までの間で発症し、六五歳以降にとくに多くみられます。アルツハイマー病は、年齢が高くなるにつれて患者さんが増加するのです。

物忘れ（記憶障害）で発症することが多く、進行性に悪化していきます。進行しない場合にはアルツハイマー病の可能性は低くなります。ご家族が実際に気づく症状で最も多いのは、しまい忘れ、置き忘れ、言ったことや聞いたことをすぐに忘れてしまう、同じことを何回も聞いてくるなどです。物忘れが何年経っても進行・悪化していかないときには、年齢に伴う心配いらない物忘れの可能性が高くなります。

ただ、物忘れだけでは、医師はアルツハイマー病とは診断しません。物忘れ以外に、計算ができない、外出すると迷子になる、衣服を正しく着られないなどの他の認知機能に一つ以上の障害がみられることが条件となります。物忘れ（記憶障害）以外に失語症や失行症、失認症、実行機能障害のいずれか一つ以上の認知機能に障害がみられるということです。

自分が病気であるという認識（病識）に欠ける、あるいは乏しいことも特徴の一つです。この病識のないことが、アルツハイマー病診療あるいは介護において大きな支障となってきます。患者さんは自分が物を忘れてしまうことを感じていませんから、しまい忘れや置き忘れをしてもそんなことをした覚えはないと言い張ります。ご家族が病院へ行こうと勧めても、「私はどこも悪くない、なんで病院へ行かねばならないのか」と言って受診を拒否することになります。

アルツハイマー病では、首から下の症状（歩けない、下肢がしびれるなど）は、亡くなる数カ月前まで出ないことが一般的です。多くの場合、運動障害や歩行障害は、末期に至らないと出ません。軽度から中等度のアルツハイマー病患者さんで、歩行障害がみられる、手足がしびれるなどの症状がみられる際には、アルツハイマー病に他の身体疾患を合併しているか、またはアルツハイマー病以外の認知症疾患を考えなければなりません。物忘れ外来で、「体は元気なのですが……」とご家族が訴える、この表現こそアルツハイマー病の特徴を端的に示しています。

逆説的に考えれば、このことは介護の面で有利であるともいえます。アルツハイマー病では、たしかに物忘れに基づく支障はみられますが、食事や排泄など生活する機能は認知症状が比較的進行しても保たれていることが多いので、その点では介護しやすいといえるかもしれません。

アルツハイマー病にみられやすい症状

アルツハイマー病は、多様な症状がみられる疾患です。この症状がみられるからアルツハイマー病であると即断できる、特定の症状はありません。記憶障害は必ずみられる症状ですが、これ以外に、見当識障害、計算障害、日常の実行機能障害、判断力の低下、自発性の低下、意欲の減退、関心や興味の低下、感情障害などがしばしばみられます。もちろん、アルツハイマー病では、これらのすべてが一時期にみられるわけではありません。いくつかの症状が組み合わさって出現し、経過にしたがって、ある症状が出現して他の症状は消失するなど、多様な症状が出没をくり返す病気なのです。

早期徴候を見逃さない

早期発見、早期診断の視点から、アルツハイマー病にみられる早期徴候を見逃してはなりません。早期徴候は以下の四つになります（表3）。

1　物忘れ（記憶障害）

置き忘れ、しまい忘れ、大切な約束事を忘れる、定期的に服用すべき薬の飲み忘れ、同じ物を何回も買ってくるなどの徴候。

2　日時の概念が混乱している（時に対する見当識障害）

何回も日時や曜日を聞いてくるようになった、慣れ親しんでいるはずのお稽古事の曜日を確認するようになったなどの徴候。

表3　アルツハイマー病の4つの早期徴候

●物忘れ(記憶障害)
置き忘れ、しまい忘れ 大切な約束事を忘れる 言ったことを忘れて何回も言う、何回も聞いてくる
●日時の概念が混乱している
何回も日時や曜日を聞いてくるようになった 慣れ親しんでいるはずのお稽古事の曜日を確認するようになった
●怒りっぽい(易怒性)
些細なことですぐに怒る 以前はおとなしい性格だったがこの頃怒りっぽい ちょっと注意するとものすごい剣幕で怒る
●自発性の低下、意欲の減退
長年慣れ親しんだ趣味やお稽古事に関心がなくなった 一日中、テレビを眺めている 新聞やテレビをみなくなった 家でうとうとしていることが多い 外出しなくなった 親しい友人との付き合いをしなくなった

川畑信也『事例から学ぶアルツハイマー病診療』中外医学社、2006、表2より転載

3　怒りっぽい（易怒性）

些細なことですぐに怒る、以前はおとなしい性格だったがこの頃怒りっぽくなった、ちょっと注意するとものすごい剣幕で怒るなどの徴候。

4　自発性の低下、意欲の減退

長年慣れ親しんだ趣味やお稽古事に関心がなくなった、一日中、テレビを眺めている、新聞やテレビをみなくなった、家でうとうとしていることが多い、外出しなくなった、親しい友人との付き合いをしなくなったなどの徴候。

前述のように、アルツハイマー病患者さんでは病識に欠けたり、乏しいことが多い

ので、物忘れが多くなった、怒りっぽくなった、外出しなくなったなどと訴えて自分から進んで医療機関を受診することはほとんどあり得ません。そのため、ご家族や周囲の人々が、これらの徴候にいつ気づくかによって、受診時期が大きく変わります。

アルツハイマー病について関心の高いご家族では、患者さんの変化に早く気づくかもしれません。一方で、ご家族の関心が低いとき、あるいは患者さんが一人暮らしのときには、変化に気づかれるのが遅れることが多くなります。

アルツハイマー病は病気であるにもかかわらず、医療機関を受診するタイミングがご家族や介護者の事情によって左右されるのです。

ご家族が気づきやすい行動障害・精神症状

前述の早期徴候以外に、ご家族が日常生活で気づきやすいアルツハイマー病の行動障害や精神症状について述べていきます（図7）。

1　目的のない行動がみられないか？

財布を開けたり閉めたりする、財布の小銭を何度も意味なく数える、玄関から庭に出た

図7　アルツハイマー病患者さんにみられる行動障害、精神症状の出現頻度

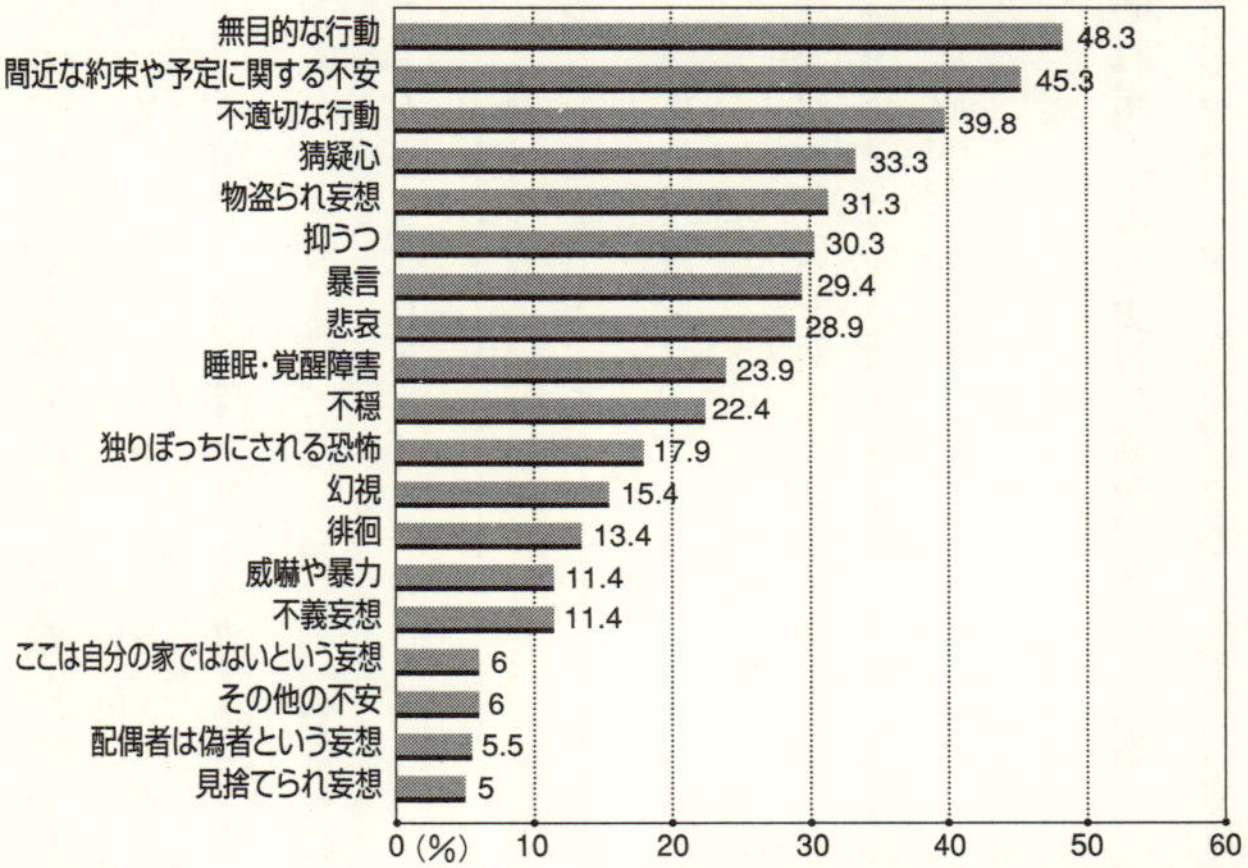

川畑信也『物忘れ外来ハンドブック—アルツハイマー病の診断・治療・介護—』中外医学社、2006、図9より転載

り入ったりするなど、日常生活で目的のない行動がアルツハイマー病患者さんの約半数にみられます。

2　間近な出来事や予定に対して不安症状がみられないか?

日常生活で、予定の時間を何回も確認したり、不安を訴えたりすることもアルツハイマー病患者さんにしばしばみられるものです。ご家族が患者さんの行動を注意深く観察すると、この不安症状に気づくことができます。

3　適切でない行動がみられないか?

たとえば、生卵や雑巾を冷凍庫に入れてしまう、使い終わった食器を洗面所にもっていく、生菓子を押入に隠して腐らせてしまう、通帳を冷蔵庫にしまうなど、日常生活で適切でない行動が三九・八％の患者さんにみられます。

4　猜疑心、疑り深いことが多くなった

アルツハイマー病では、自分の過ちをご家族や周囲の人々の責任にしたり、疑ったりすることが多くなります。

5　物盗られ妄想

物盗られ妄想は、アルツハイマー病患者さんの妄想のなかで最も頻繁にみられるものです。物忘れ外来では、アルツハイマー病患者さんの三一・三％にみられています。アルツハイマー病に進んでいない方では、この物盗られ妄想を訴えることはまずありません。物盗られ妄想がみられる際には、ご家族はアルツハイマー病の可能性を考え、医療機関を受診する必要があります。

それまでできた実行機能ができなくなる

アルツハイマー病を疑う際、物忘れや見当識障害の有無も大切ですが、より重要なことは、日常生活上での実行機能に支障がみられないかを確認することです。実行機能とは、日常生活で必要な行動を順序立てて適切に行う機能を意味します。前項で述べた適切でない行動は行動自体が不適切となりますが、この実行機能障害は、日常生活上でそれまでいとも簡単にできていたことを順序立てて行うことができず、その結果、日常生活で必要なことができなくなるものです。

料理を例に挙げて、実行機能の意味する内容を考えてみましょう。料理は、①献立を考える、②料理に必要な食材を考え選択する、③必要な食材を買ってくる、④食材を調理する（煮る、焼くなどの適切な動作の遂行）、⑤味付けを吟味する、⑥盛りつけを行う、など一連の段階を経て完成します。これらのいずれかの段階で支障がみられると適切な料理を作ることができません。たとえば、献立を考えることができなくなったら、以降の動作を進めることはできません。料理の途中で、焼かなければならない食材を煮てしまったら料理にならないわけです。

図8は、軽度アルツハイマー病患者さん七一名にみられる実行機能障害の出現頻度をみたものです。「電話の伝言を伝えられない」七四・二％、「手紙を書かなくなった」六九％、

図8　軽度アルツハイマー病患者さん（MMSE20点以上）71名にみられる実行機能障害の出現頻度

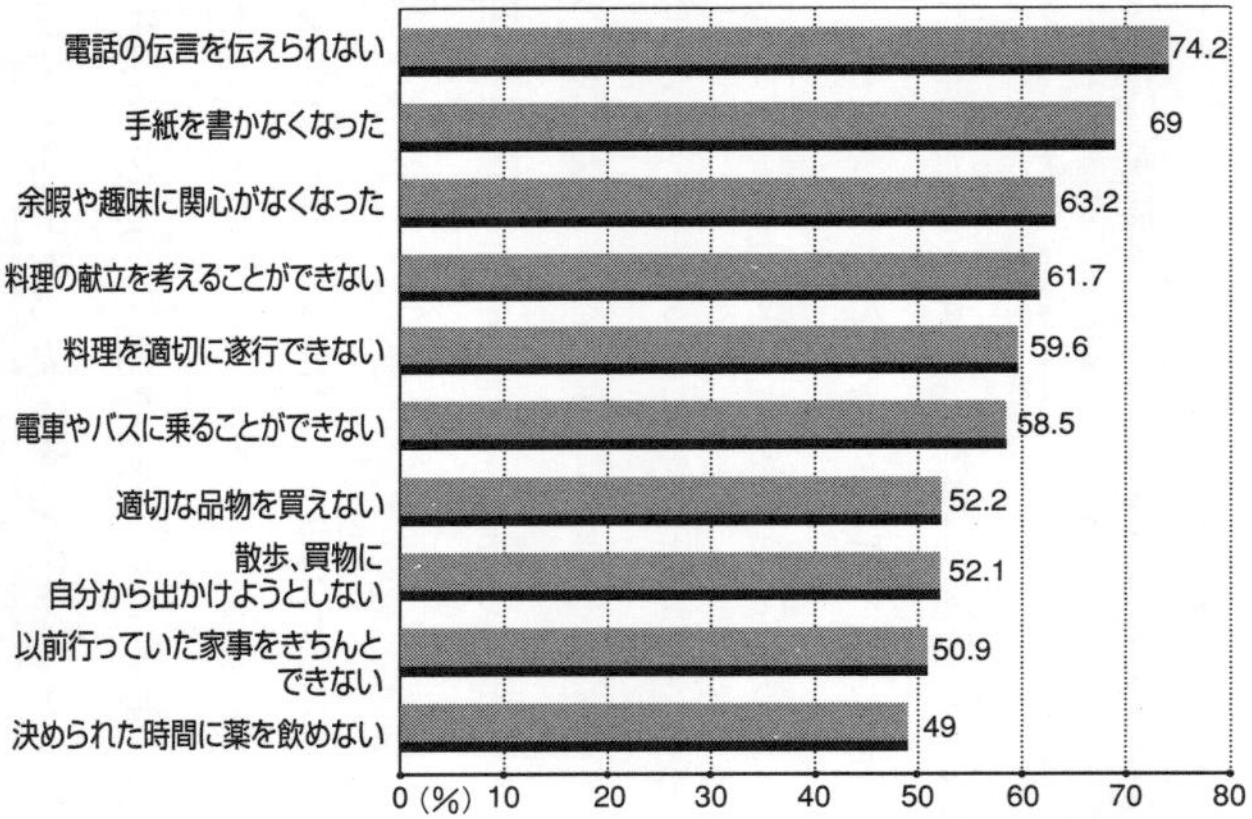

川畑信也『事例から学ぶアルツハイマー病診療』中外医学社、2006、図7より転載

「余暇や趣味に関心がなくなった」六三・二％、「料理の献立を考えることができない」六一・七％、「料理を適切に遂行できない」五九・六％、「電車やバスに乗ることができない（切符の買い方がわからない、乗り場がわからないなど）」五八・五％、などが頻繁にみられる実行機能障害です。介護するご家族が日常生活で本当に困ることは、実際にはこの実行機能障害なのです。

決まった仕事をしていない高齢者では、曜日がわからなくてもそれほど生活に支障はありません。ところが、入浴しても体の洗い方がわからない、衣服を前後反対に着てしまうなどの行動がみられたら、ご家族は驚き戸惑うことになります。

それまで自分一人でできたことができなくなる、それがアルツハイマー病の特徴の一つでもあります。

アルツハイマー病にみられる妄想と幻覚

アルツハイマー病の妄想では、物盗られ妄想が最も多く、三一・三％の患者さんにみられることは前述しました。

物盗られ妄想に対して、周囲の人々は、患者さんの考えは間違っている、思い違いだ、そんなことは事実ではないと言って説得したり、あるいは納得させよう、理解してもらおうと考えがちです。

しかし、説得などによって、自分の考えの誤りを悟ることができるならば、それは妄想ではなく、単なる思い違いにすぎません。妄想は、第三者からの説得や説明によって是正することができないのです。

他に、自宅にいるのに自分の家ではないと訴える、配偶者は偽者であると確信している

（偽者妄想）、自分は見捨てられる（見捨てられ妄想）、家族が不義をしている（不義妄想）、自分は迫害されている、いじめられている（被害妄想）などの妄想がみられやすいものです。

幻覚では、幻視が圧倒的に多くなります。物忘れ外来のデータでは、アルツハイマー病患者さん二〇三名のなかで一五・四％に幻視がみられています。たとえば、いないはずの人が家のなかにいる（幻の同居人と呼ばれています）、死んだ両親が枕元に立っているなどの幻視があります。

幻聴は、統合失調症で頻繁にみられるものですが、アルツハイマー病の場合、幻聴のみられる患者さんはこのデータでは、わずか三％にすぎません。

アルツハイマー病の危険因子

ある病気を起こしやすい状態や生活習慣を危険因子と呼びます。たとえば、脳梗塞において、治療可能な最大の危険因子は高血圧です。

アルツハイマー病の危険因子として確立しているものは、年齢（加齢）と遺伝だけです。加齢を止めることはできませんし、遺伝も現在の医学では治療的な介入が困難です。

では、この二つ以外にアルツハイマー病になりやすい危険因子はあるのでしょうか。実は、厳密にはわかっていないのです。

以前から、うつ病や頭部外傷の既往があるとアルツハイマー病になりやすい、女性のほうがアルツハイマー病を発症しやすい、高齢になって何もしないと認知症になりやすいなど、アルツハイマー病になりやすい要因がいろいろいわれています。けれども、いずれも科学的に証明された危険因子とはいえないのです。

ただ、近年の疫学調査の結果、高血圧や糖尿病、高脂血症などの、いわゆる生活習慣病が中年期にみられると、高齢になったときにアルツハイマー病になりやすいことがわかってきました。たとえば、中年期に高血圧をもっていると、一五年後にアルツハイマー病を発症しやすいとのデータが出されていますし[*2]、壮年期に糖尿病や高脂血症がみられると、後にアルツハイマー病になりやすいともいわれます。高血圧と高脂血症の二つをもっていると、一つしかない場合に比べて三・五倍アルツハイマー病を発症しやすくなるというデータもあります[*3]。

これらの考え方には、むろん反論や反証も多いのですが、少なくとも若いときから生活習慣病を含めた生活の質を改善しておくことは、アルツハイマー病に限らず、いろいろな病気になることを防ぐ可能性があるので、損にはならないといえるでしょう。

アルツハイマー病の患者さんの事例

事例1：六三歳の女性で、主訴は物忘れ

同居しているお嫁さんによると、六二歳になった頃から前日のことを忘れることが多くなったとのことでした。前日に言ったことを忘れてしまい、「そんなことは言っていない」と言ってしばしば怒り出します。大切な物のしまい忘れも多く、物がみつからないときにお嫁さんのせいにすることもあります。

買物で同じ食材を何度も買ってくるようになり、冷蔵庫でたくさん食材を腐らせてしまいます。長年、週二回、編み物教室に通っていましたが、最近一カ月をみると、教室に出かける日時がわからないようで、お嫁さんに曜日をしばしば尋ねてきます。以前はてきぱきした性格でしたが、最近は家でじーっとしていることが多くなりました。

診察では、言語障害や運動障害はみられず、歩行も正常でした。ＭＲＩでは、軽度脳萎縮がみられる以外に異常はありません。この事例でアルツハイマー病を疑うポイントは、まずはご家族が患者さんの変化に気づいて物忘れ外来に連れてきた（患者さんには病識がない）ことです。物忘れだけでは診断の根拠とはなりません。しかし、食材をたくさん腐らせてしまうことは問題です。物忘れを他人の責任にするのは、アルツハイマー病にしばしばみられる特徴に該当します。編み物教室に行く曜日がわからないことから、日時に対する概念が混乱していることがわかります（時に対する見当識障害）。以前と比べて意欲が乏しい点も重要です（自発性の低下、意欲の減退）。これらを根拠に、筆者はアルツハイマー病と診断しました。

事例2：五八歳の女性で、主訴は迷子になること

五六歳頃から物忘れやしまい忘れが多くなってきたのですが、年齢のせいだろうとご家族は気にとめていませんでした。五七歳頃から夕食で同じ料理がしばしば出てきたり、同じ食材を何度も買ってくるようになりました。五八歳のとき、昼前に外出したまま行方不明となり、翌日午前零時過ぎに帰宅、本人に事情を聞いても要領を得ない返事でした。さ

らに数日後、外出したまま再び行方がわからなくなりました。夕方、警察からの連絡で約一〇〇キロ離れた場所で警察に保護されているとのことでした。本人の話がとんちんかんでわからないとのことで家族が警察に引き取りに行きました。連れてきたご主人と息子さんの話では、促さないと入浴しない、洗濯機の使い方がわからないとのことでした。内科的に異常はありません。MRIでは脳萎縮がみられるだけです。

この事例でアルツハイマー病を疑うポイントは、まず物忘れから発症していることで、これはアルツハイマー病の典型的な経過です。同じ料理が出てくること、同じ食材を何度も買ってくること、洗濯機の使い方がわからないことなど、複数の領域で実行機能障害がみられます。二回ほど行方不明となっていることから、場所に対する見当識障害、判断力の低下も推測されます。自分から入浴しないのも、自発性の低下の現れで、アルツハイマー病と診断される事例です。

事例3：八一歳の男性で、主訴はお金がなくなったと夜間騒ぐこと

連れてきた奥さんとお嫁さんから事情を聞くと、七九歳頃から寝間着に着替えず、普段

着のまま寝てしまうとのことでした。八〇歳頃からしまい忘れや置き忘れが多く、注意するとすぐ大声を出すようになりました。半年前から「家の中に見知らぬ人間がいる」「誰かが通帳をもっていく、現金を盗まれた」「嫁が貯金をだまし盗っている、自分の財産を乗っ取られる」などと訴え始めました。物盗られ妄想が目立ち、夜中の二時頃から「お金がない、お金がない」と騒ぎ一晩中うろうろすることもあります。昼間はうとうとしていたり、じーっとしていることが多いとのことでした。事実でない言動が多く、困ったご家族が物忘れ外来に連れてきたのです。

診察では、「私が悪いのではない。大きな声では言えないが、嫁がお金を盗んでいる。自分の家を盗られそうになっていて、警察に言ってもだめなんです」と、物盗られ妄想をさかんに訴えます。

妄想がかなり進行しています。アルツハイマー病で頻繁にみられる物盗られ妄想が、主な症状になっています。ご家族が困っているのは、物忘れではなく、物盗られ妄想と夜間不穏となることで、以後の対策はこの二点をいかに軽減できるかに絞られます。

事例4：八二歳の女性で、主訴は便のおもらしが多くなったこと
二年前から息子さん夫婦と同居し始めたので、それ以前の状況は不明でした。同居し始めた頃、前の家に帰りたいとさかんに言っていたそうです。この二年間の症状として、物盗られ妄想（お金をお嫁さんが盗んでいく）が頻繁にみられます。また、以前日課としていた仕事に関心をまったく示しません。徘徊が時折あり、尿失禁なども多くみられます。二カ月前から便失禁がみられ始め、同居している息子さんの顔がわからなくなりました。入浴せず、衣服の重ね着が多いとのことでした。

患者さんに対する問診では、年齢や誕生日、付き添ってきた息子さんの名前が答えられず、夫が亡くなったこともわからないようでした。身体的に異常はなく、MRIでは中等度の脳萎縮がみられました。

この事例の特徴は、物盗られ妄想や徘徊、帰宅願望などの周辺症状が目立つことです。尿便失禁、入浴しない、衣服を正しく着られないなど日常生活での行動障害も目立ちます。患者さん本人は、自分の年齢もわからず、認知症状が相当進んだ状態と判断されます。アルツハイマー病がかなり進んでから医療機関を受診した事例です。

第四章　脳血管性認知症を理解する

脳血管性認知症の特徴

脳血管性認知症は、脳梗塞や脳出血、くも膜下出血などの脳血管障害に起因する認知症の総称です。脳血管性認知症の特徴を次に説明します。

1　認知症状が出る以前に、しばしば明らかな脳血管障害の既往歴があります。たとえば、四年前と二年前にそれぞれ脳梗塞で入院したことのある患者さんが、三回目の脳梗塞後に認知症状がみられた場合などです。脳血管性認知症では、脳血管障害を生じるたびに段階的に認知症状が悪化していきます。

2　運動の操作能力や実行（遂行）機能に優位な支障が多くみられます。脳血管性認知症では、自分のもっている知識や技術を使いこなすことが困難となり、これが日常生活での実行（遂行）機能障害となって現れます。実行（遂行）機能障害があると、たとえば、着替えをする際に着替える衣服がどこにしまってあるのかわからず混乱する、どれを着たらよいのか困惑する、実際に着る際に前後上下で戸惑う、ボタンのはめ方がわからない、などの支障がみられることになります。しかし、時間をかけて待ってあげると、結構いろいろなことができる場合も少なくありません（アルツハイマー病では、物忘れが主症状となります）。

3　思考の緩慢化がみられることも特徴です。たとえば、月日を尋ねると、だいぶ時間が経ってからおもむろに正答が出ます。正答が出てくるまで数分かかることもあります。質問されたことを忘れてしまったのかと思うくらい経ってから、おもむろに答えを述べることもあるのです。ですので、制限時間の限られたテスト式認知機能検査では、タイムオーバーしてしまい不正解や無答と判断されることもあり得ます。ある知識が失われているのではなく、そこに到達しその知識を引き出してくるまでに手間がかかっているのです（アルツハイマー病では、知識自体が脳から消えていることが多いので、その場合は、いくら時間を待ってあげても答えることができません）。脳血管性認知症患者さんでは、認知症状が重いようにみえますが、実際に時間をかけて診察すると症状が軽い場合もしばしばみられます。

4 怒りっぽい、涙もろい、感情に動揺がみられることもあります。無気力や自発性の低下、意欲の減退がみられます（これらは、アルツハイマー病患者さんにもしばしばみられます）。

5 高血圧や糖尿病、高脂血症、不整脈、心疾患、過剰な喫煙や飲酒、肥満など脳血管障害の危険因子をもつ場合が少なくありません。

脳血管性認知症の診断基準はあいまい

脳血管性認知症は、わが国では二番目に多い認知症疾患です。脳血管性認知症と診断される患者さんは数多くおられますが、実は、脳血管性認知症の診断に用いられている現在の診断基準には不備なものが多いのです。

たとえば、研究目的で使用されているNINDS-AIRENという診断基準[*4]があります。これを例に考えてみましょう。

この診断基準では、脳血管性認知症は、物忘れ（記憶障害）と二つ以上の認知機能障害（見当識、注意、言語、視空間認知、操作機能、運動統制、行為における障害）がみられる場合と定義されています。しかし、筆者の実感では脳血管性認知症の患者さんでは、物忘れ（記憶障害）よりも、実行機能障害、操作障害が目立つ場合が多いのです。NINDS－AIRENの診断基準では、物忘れ（記憶障害）が必ずみられないと、脳血管性認知症と診断されません。

現在使用されている脳血管性認知症の診断基準は、アルツハイマー病の診断基準を根拠としており、実は、脳血管障害を伴うアルツハイマー病患者さんを診断しているのかもしれません。

また、同診断基準では、脳血管障害が生じてから三カ月以内に認知症状が出現することが条件とされています。診断基準が掲載されている論文を読むと、三カ月と規定した理由として、脳血管障害による意識障害などの影響が三カ月を経ると消失することから、便宜的に三カ月以内としたと記載されているにすぎません。三カ月と規定した明白な根拠はないのです。それでは、脳梗塞発症四カ月後に認知症状がみられたときには脳血管性認知症と診断できないのかとの疑問が浮かびます。

この診断基準では、脳血管性認知症は、認知症状が急速に悪化する、あるいは階段状に悪化するのが特徴とされています。しかし、筆者が脳血管性認知症の患者さんを実際に診ていると、認知症状が潜在性に発症し緩徐に進行・悪化していく事例も少なくありません。現在最も広く使用されているNINDS-AIRENの診断基準をみても、これだけの問題点を指摘できます。

使用する診断基準によって脳血管性認知症と診断される患者さんの頻度が異なることも脳血管性認知症の診断の不確実性を示しています。たとえば、脳血管性認知症の診断基準の一つであるDSM－Ⅲで二五・五％の患者さんが脳血管性認知症と診断される場合、同じ患者さんを別の診断基準で検討すると、DSM－Ⅲの改訂版であるDSM－Ⅲ-Rでは二〇％、DSM－Ⅳでは一八・四％、NINDS-AIRENの診断基準では一一・一％、ICD-10では六％が脳血管性認知症と診断されており、診断基準によって診断される頻度が異なるのです。[*5]

一人の患者さんが脳血管性認知症と診断される可能性が、用いる診断基準によって大きく異なることは、脳血管性認知症の診断に対する信頼性を損なう重大な問題であると考えています。

脳血管性認知症はなぜ生じるのか

実は、脳血管性認知症がなぜ生じるのかは、よくわかっていません。

大きさが一五ミリ以下の小さい梗塞が何回も生じる（多発性ラクナ梗塞と呼ばれます）と、認知症となることがあります。しかし、多発性ラクナ梗塞をもつ患者さんすべてに認知症が生じるわけではありません。むしろ、多発性ラクナ梗塞患者さんのなかで、認知症になる方のほうが少ないのです。

同じ場所に同じ大きさの脳梗塞をもっていても、認知症となる患者さんとならない患者さんがいます。なぜでしょうか？　実はよくわからないのです。筆者は、医学生時代からこの疑問を今日に至るまで抱いてきているのですが、明快な説明をしている書物には出会ったことがありません。ＭＲＩの画像で多発性ラクナ梗塞が存在するにもかかわらず、明らかな脳梗塞発作のない場合、すなわち無症候性脳梗塞患者さんでは、なぜ認知症状がみられないのでしょうか。多発性ラクナ梗塞による認知症だけを考えても多くの疑問点、解決されていない問題点が残されています。

脳血管性認知症は存在するものと、医療関係者は誰もが当然のように考えているのですが、実際には、なぜ脳血管性認知症が生じるのか、はっきりとわかっていないのが現状です。

純粋な脳血管性認知症は本当は少ない？

脳血管障害に由来する神経症状（構音障害や片麻痺など）に認知症状がみられると、しばしば脳血管性認知症と診断されます。しかし、これは誤りなのです。脳血管障害＋認知症状＝脳血管性認知症ではありません。

なぜなら、脳血管障害を発症する前、すなわち脳血管性認知症と診断される前から、認知症状がすでに存在していた可能性があるからです。

脳血管性認知症のなかで、明らかな脳血管障害の発作後にみられる認知症は、脳血管障害後認知症（Post Stroke Dementia：PSD）と呼ばれます。ＰＳＤを検討したTK Tatemichiの報告[*6]をみてみましょう。急性脳梗塞で入院してきた二六一名のなかで、三カ月後の検査で認知症と診断された患者さんは六六名、二五・三％でした。ところが、入院する原因となった脳梗塞が認知症状の直接的な原因となっている患者さんは、わずか一七名しかいませんでした。それはＰＳＤと診断された患者さんの約四分の一にすぎません。二四名は、今回の脳梗塞発症前からすでに認知症が存在していたのです。さらに注目すべきことは、残り二〇名では、脳梗塞発症後にたしかに認知症がみられたのですが、その部位や大きさからは、なぜ認知症になったのかを説明できないことです。ＰＳＤがなぜ生じてきたのかわからないということです。

脳血管性認知症は、実際に診断されているよりもはるかに数が少ないのかもしれません。

アルツハイマー病との合併

現在の認知症の診断法では、アルツハイマー病と診断するためには脳血管性認知症を除外することが前提となり、逆に脳血管性認知症と診断するためにはアルツハイマー病を除外しなければなりません。

しかし、近年、アルツハイマー病と脳血管性認知症の病因や病態が少しずつ明らかになってきたことから、実は両者は、非常に緊密な関係をもっている可能性が示唆されてきています。

たとえば、病理学的に脳血管性認知症と診断される患者さんの約四〇%にアルツハイマー病変が合併し、同様の頻度でアルツハイマー病にも脳血管病変が合併するといわれます。*7

アルツハイマー病でみられる認知症状が脳血管障害を起こすことによって悪化する、脳血管障害をもつ患者さんはアルツハイマー病になりやすい、アルツハイマー病を起こしやすい危険因子と脳血管障害を生じる危険因子には共通するものが多いなど、両者の緊密な関係を示すデータが増加してきています。

アルツハイマー病と脳血管性認知症を合併する状態を混合型認知症と呼ぶことがあります。混合型認知症では、アルツハイマー病単独あるいは脳血管性認知症単独よりも、認知症状が重度の場合が多いようです。

脳血管性認知症の予防法

脳血管性認知症の予防は、脳梗塞や脳出血などの脳血管障害を起こさないことに尽きます。脳梗塞や脳出血を起こす最大の危険因子は、年齢(加齢)ですが、加齢は止められません。

治したり是正することが可能な危険因子は、高血圧や糖尿病、高脂血症、心疾患、不整脈などの身体疾患です。また、過剰な喫煙や飲酒、肥満も自らの節制によってコントロール可能です。

一度、脳梗塞や脳出血を生じた患者さんでは、その後の再発予防が重要です。脳梗塞の再発予防は、脳梗塞の病型によって異なりますが、たとえば、梗塞の長径が一五ミリ以下の小さい梗塞、いわゆるラクナ梗塞ではアスピリンやチクロピジンなどの抗血小板薬が有効です。一方、心臓由来の脳塞栓症では、ワーファリンと呼ばれる抗凝血薬の投与が必要となります。

わが国では、ラクナ梗塞が多くみられます。ラクナ梗塞は、致死的となることがほとんどなく、何回も発作を生じて多発性となりやすいという特徴があります。その結果、脳血管性認知症に進行します。脳梗塞の症状が軽度ですんだからといって安心せず、厳重に再発防止に努めたいものです。

脳血管性認知症の患者さんの事例

事例1：六七歳の男性で、主訴は怒りっぽいこと

六〇歳頃、呂律の回りにくさ（構音障害）と右半身の麻痺があって一週間ほど入院し、小さな脳梗塞があると言われました。六三歳のときに、歩行障害で入院し、脳梗塞の再発と診断されましたが、認知症状には気づかれていません。会社の社長さんで、退院後も仕事をばりばりこなしていました。六七歳のときに、構音障害の増悪と左半身に力が入らないとのことで入院しました。その後、物忘れ、怒りっぽい、洋服を上手に着られないことに気づかれています。二〇年前から高血圧を指摘されていたのですが、仕事が忙しく、治療をしていなかったようです。MRIでは、小さな梗塞が少なくとも五個みられ、多発性ラクナ梗塞であることがわかりました。

この事例では、脳梗塞を三回生じた後に認知症となっています。これは、典型的な脳血管性認知症の経過を示しています。一〇年以上、脳血管障害の危険因子である高血圧を治療せず放置していました。脳梗塞の再発予防を怠ったことが認知症の一因となったともいえます。脳梗塞の初回発作以降、再発予防のために抗血小板薬の規則正しい服薬と高血圧のコントロールを厳重に行うべきだったのです。

事例２：七三歳の男性で、主訴は歩行障害

五〇歳頃から高血圧と糖尿病を指摘されていましたが、いずれもきちんと治療をしていませんでした。六九歳頃から歩行が緩慢となり、少しずつ歩行障害が進みました。七〇歳頃から動作が緩慢となり始め、歩行時に最初の第一歩が出ない（すくみ足歩行）、歩幅が狭く、よちよち歩き（小股歩行）がみられています。七二歳から尿失禁が多くなり、怒りっぽくなったそうです。診察では、表情に乏しく喜怒哀楽に欠け、呂律が回りにくい、食べ物が飲み込みにくい（嚥下困難）ことがわかりました。左上下肢に麻痺がみられ、歩行は不安定でした。質問に答えられないときに、しばしば大きな声で怒り出しました。ＭＲＩでは、直径五ミリから一〇ミリ大のラクナ梗塞が両側の大脳半球に多発性にみられます。

この事例でも、脳血管障害の危険因子である高血圧と糖尿病が以前からわかっていたのですが、治療が不十分であったようです。明らかな脳血管障害の発作は確認できませんでしたが、言語障害や運動障害、歩行障害がみられます。神経症状に認知症状を合併してきており、ＭＲＩでは、多発性ラクナ梗塞がみられることから、脳血管性認知症と診断されます。

第五章　治療可能な認知症を見逃さない

治療可能な認知症とは？

一見すると、アルツハイマー病や脳血管性認知症に似た病像を示しているのですが、適切な治療や対応によって症状を治癒または軽減できる疾患が存在します。それらを治療可能な認知症と呼んでいます。

物忘れ外来受診者一一三八名（二〇〇五年時点）のなかで、治療可能な認知症と判断した受診者は七四名、六％でした。その内訳は、うつ病・抑うつ状態二四名、認知症を伴わない幻覚・妄想一八名、甲状腺機能低下症、脳腫瘍、心因反応が各五名、慢性硬膜下血腫四名、薬剤による副作用三名、パーキンソン病、失語症、一過性全健忘各二名、不安障害、せん妄、急性期脳血管障害、慢性アルコール症各一名となっています。
認知症と間違えられやすいうつ病・抑うつ状態、認知症を伴わない幻覚・妄想、甲状腺機能低下症、脳腫瘍、慢性硬膜下血腫について、次に事例を示しながら解説します。

むずかしいアルツハイマー病とうつ病の判別

うつ病・抑うつ状態は、アルツハイマー病と最も誤りやすい疾患・病態です。うつ病・抑うつ状態とアルツハイマー病とを鑑別しにくい最大の理由は、両者が一人の患者さんに同時にあるいは時期を異なってみられるからです。

うつ病・抑うつ状態の既往歴を有する患者さんでは、アルツハイマー病を発症しやすい、うつ病・抑うつ状態がアルツハイマー病の前駆症状や初発症状となる、アルツハイマー病の経過中にうつ病・抑うつ状態が部分症状として出現することなどから両者の判別が困難となります。

物忘れ外来で経験した患者さんの事例をみていきましょう。七三歳の男性で、主訴は元気がないとのことでした。七一歳頃から物忘れと意欲の低下がみられ始めました。同じことを何回も言う、頼んだことをしばらくすると忘れてしまう、メモをしないと伝言を伝えられない、進んで外出しない、人付き合いを嫌がるなどの症状がありました。他院でうつ病と診断され、一年半にわたり抗うつ薬の投与を受けていましたが改善がみられないため、娘さんが物忘れ外来に連れてきたのです。内科的、神経学的に異常はみられません。日常生活では、やや意欲に乏しいことを除くと大きな支障はないとのことでした。

この病歴だけでは、認知症に進んでいるのか、うつ病なのかの判断はむずかしいのですが、実は、この患者さんはアルツハイマー病でした。

病歴や診察だけで鑑別がむずかしいときには、テスト形式による認知機能検査や脳SPECT検査を行うと、両者を区別することができる場合があります。この患者さんでは、記憶障害に加えて時に対する見当識障害や立方体を描くことができない構成障害などがみられたこと、脳SPECT検査でアルツハイマー病に特徴的な所見が得られたことから、アルツハイマー病の可能性が高いと判断しました。

実際の臨床では、両者を鑑別できない事例もありますが、その場合は経過をみていくしか方法はありません。アルツハイマー病ならば、記憶障害を含めた認知機能障害が必ず進行・悪化していきます。経過にしたがって、物忘れ以外にいろいろな症状がみられ始めるのです。

どうしても両者を鑑別できない場合、筆者は、まず、うつ病をターゲットに、抗うつ薬の投与を行うようにしています。適切な抗うつ薬療法を行えば、うつ病ならば必ず効果がみられます。適切な治療によっても症状の改善がないときにアルツハイマー病の可能性を考えます。まず、治療可能な病態をターゲットに治療などの対応を行うことが原則なのです。

幻覚・妄想イコール認知症ではない

高齢者で幻覚や妄想が主たる症状となる場合、以下の三つが考えられます。①薬剤による副作用としての幻覚や妄想、②アルツハイマー病をはじめとする認知症疾患の部分症状としてみられる幻覚や妄想、③幻覚や妄想以外に認知症を考えさせるその他の症状を認めない場合（高齢者にみられる認知症を伴わない幻覚・妄想）です。

薬剤性の妄想や幻覚が除外された後、②と③の鑑別が必要となります。

高齢者にみられる認知症を伴わない幻覚・妄想とは、幻覚や妄想以外には他の認知機能に支障を示さない病態を指しています。記憶や見当識、判断力などの機能は、しっかり保たれているのに、幻覚や妄想だけを執拗《しつよう》に訴える患者さんです。したがって、日常生活でも幻覚や妄想に起因する困った症状以外になんら支障はみられません。心の内には幻覚や妄想を抱いていますが、買物や整容、料理、金銭の取り扱いなどにはまったく問題がないのです。

事例を紹介します。七六歳の女性で、主訴は自宅内に電波を流されると訴えます。受診の六カ月前から誰かが自宅に電波を送ってくるので気が変になる。嫌がらせを受けることが多くなった。隣近所の人々がぐるになって自分の悪口を言っているのが聞こえる。寝室に盗聴器が隠されている。庭石や大切な所持品を盗まれる。食べ物に毒を入れられる。邪悪な電波を避けるために寝室にバリケードを作って寝ている……。このような訴えを執拗にくり返していました。連れてきたご家族の話では、このこと以外に日常生活での支障はないそうです。趣味の書道を続け、かかりつけ医からもらう糖尿病などの治療薬も忘れることなく服薬しています。主たる症状は、被害妄想ならびに被毒妄想、物盗られ妄想、幻聴ですが、これらの幻覚・妄想以外には明らかな認知症状はみられません。

たとえば、アルツハイマー病では、妄想や幻覚以外になんらかの認知症状がみられます。高齢者にみられる認知症を伴わない幻覚・妄想では、幻覚や妄想に起因する問題以外に日常生活上でなんら支障がみられないことから、両者の区別は可能です。

鑑別がむずかしい際には、テスト形式による認知機能検査が役立ちます。幻覚や妄想以外に時や場所に対する見当識障害や計算障害、理解力の低下などの症状が認められるならば、認知症の可能性が高くなります。

高齢者にみられる認知症を伴わない幻覚・妄想では、少量の抗精神病薬を使用すると、幻覚や妄想が消失あるいは軽減する場合が少なくありません。

甲状腺機能低下症と認知症

医師向けの認知症の教科書では、甲状腺機能低下症は、治療可能な認知症の代表的疾患として記載されています。しかし、筆者の経験では、甲状腺機能低下症のみが原因で認知症状を起こすことは非常にまれです。

認知症が疑われ、筆者が開設する物忘れ外来を受診した患者さんのなかで、甲状腺機能低下症のみられた患者さんは五名いますが、いずれももともとアルツハイマー病や脳血管性認知症に罹患しており、それに甲状腺機能低下症をたまたま合併した事例でした。そのために、これらの患者さんに甲状腺ホルモンの補充療法を行っても、認知症状の改善は期待できないのです。

事例を紹介します。六一歳の男性で、物忘れ外来受診の半年前から、しまい忘れと置き忘れ、外出したがらない、下着を前後反対に着てしまうなどの症状がみられ始めました。奥さんによると、月日もわからないらしく、八月なのに一一月と答えることもあるので、認知症ではないかと考え外来に連れてきたそうです。血液検査の結果、甲状腺ホルモンの低下が判明し、甲状腺機能低下症と診断しました。その後、甲状腺ホルモンの補充療法が開始され、三カ月後には血中甲状腺ホルモンは正常範囲に復しました。初診時と六カ月後にテスト形式による認知機能の評価を行いましたが、認知機能の改善はみられず、検査項目によっては、むしろ悪化しているものがありました。

実は、この患者さんは、もともとアルツハイマー病に罹患しており、甲状腺機能低下症は偶発的に合併したものだったのです。

甲状腺機能低下症は、治療可能な認知症といわれていますが、物忘れを主訴に受診する患者さんでは、甲状腺機能低下症単独で認知症を起こすことはあまりないようです。

脳腫瘍と認知症

脳腫瘍は、頭痛やけいれん発作などを契機に発見されることがよくあります。めまいなどで受診した患者さんが念のため頭部ＣＴスキャンを施行され、偶然、脳腫瘍がみつかる場合もあります。脳腫瘍が原因で認知症状を発症することはまれですが、適切な治療によって疾患を完治できる可能性もあるので、決して脳腫瘍を見逃してはなりません。

事例を紹介します。六五歳の女性で、主訴は仕事が雑になってきたことでした。七年前から高血圧治療を受けている開業医の先生から、物忘れの精査依頼で受診となりました。物忘れ外来初診の四カ月前から長年慣れている仕事が雑になってきたそうです。三週間前から決まった仕事ができずに失敗することが多くなりました。誰の洗濯物かの区別がつかず、火の消し忘れがあり、意欲が乏しくなってきました。内科的、神経学的に異常はありません。

こうした病歴からは、アルツハイマー病と診断されてしまうかもしれませんが、この患者さんの場合、症状の進行が比較的急でした。わずか四カ月間で、誰の洗濯物か区別がつかなくなっています。アルツハイマー病では、症状は年単位で変化する場合が多く、この患者さんのように数カ月の間でいろいろな症状が次々に生じることはあまりありません。

物忘れを主訴に受診した患者さんのなかで、脳腫瘍を疑うきっかけの一つは、構音障害あるいは片麻痺、感覚障害などの神経症状がみられる場合です。アルツハイマー病では、末期に至らなければ、これらの症状は出現しないのです。

しかし、明らかな症状を示すことが少ない前頭葉や側頭葉に腫瘍が存在しているとき、あるいは腫瘍が小さくて症状を呈さないときには、脳形態画像検査（ＣＴスキャンあるいはＭＲＩ）を施行しない限り、その診断は困難となります。

転倒後の慢性硬膜下血腫

慢性硬膜下血腫は、転倒などによる頭部外傷後に出現する頭蓋内の出血です。早めにみつけて、血腫の除去を行えば、なんら後遺症なく治癒する病気ですが、発見が遅れると重大な後遺症が残ったり、最悪の場合には死亡に至ります。

慢性硬膜下血腫は、転倒などによる頭部外傷後、三週間から三カ月してから発症することが多いといわれますが、認知症では、記憶障害のために患者さんから外傷の有無を聴取できないことが多いので、診察する医師が慢性硬膜下血腫を常に念頭において診察しないと見逃されてしまう危険性があります。

七六歳の女性の事例です。物忘れ外来受診の三週間前、急に洗濯機の使い方がわからないと言い始めました。自動車を運転する際にも、ドアの開け方、エンジンのかけ方がわかりません。動作をしようとする意思はあるのですが、その方法、やり方がわからないようでした。一週間前から言葉がうまく出てこない、自分の名前以外に字を書けない、新聞やテレビをみない、夜中ごそごそして不穏な状態が多くなりました。連れてきたご家族の話では、受診の一カ月前まではとくに不審な感じを受けなかったと言います。転んで頭を打ったことがあるか否かはわかりませんでした。

この事例も、一見すると、アルツハイマー病と診断されてしまう可能性が高いものです。

しかし、アルツハイマー病では、症状の発現が潜在性で、緩徐に進行・悪化していくことが特徴です。ご家族にいつから症状がみられるのかと尋ねても、ほとんどの場合、わからない、あるいは数年前あるいはもっと以前から？　などの答えが多いのです。

慢性硬膜下血腫では、症状の発現と経過が比較的急性の場合が多いのですが、必ずしも病歴だけで両者を区別することができないこともあります。認知症を疑われる患者さんで、アルツハイマー病としては何か変だな、少し様子が違うなと感じるときには、早急にＣＴスキャンを撮影することが必要です。慢性硬膜下血腫が存在しているとき、頭部ＣＴスキャンを撮影すれば両者の鑑別は一目瞭然で、慢性硬膜下血腫では、頭蓋骨と脳の間に三日月型の血腫が認められます。

慢性硬膜下血腫は、アルツハイマー病の経過中にも出現する可能性があります。アルツハイマー病患者さんにみられる症状をすべてアルツハイマー病のせいにしてはなりません。ときに慢性硬膜下血腫を合併し、症状の悪化をきたしていることもあるのです。

第六章　上手な介護、適切な対応は認知症の進行を遅らせる

認知症介護の重要性

認知症患者さんをみていく場合に最も大切なことは上手な介護、適切な対応です。介護するご家族が認知症についての正しい認識をもたないと、上手な介護、適切な対応は成り立ちません。ではどうすればよいのでしょうか。

上手な介護、適切な対応の原則は次の三点です。

1　「認知症は病気である」という認識をご家族や周囲の人々がもつこと

2　患者さんが生活しやすい環境作りを最大限行うこと

3　認知症介護に完全さ、完璧さを求めないこと。ベストの介護よりもベターの介護

をめざすこと

認知症は病気である

認知症は病気であるという認識をご家族や介護者がもつことは、その後の介護を進めるうえで非常に重要なことです。

たとえば、ご家族が困惑することの一つに、患者さんが同じことを何回も聞いてくることがあります。これに対して、ご家族や周囲の介護者が認知症を正しく理解していないと、患者さんを叱る、怒る、なじる、注意するなどの感情的な対応をとってしまいます。認知症に進んでいる患者さんの世界を理解できず、このような対応に終始すると、患者さんのほうもそれに反応して、より怒りっぽい、イライラする、落ち着かない、不穏となるなどの状態を示し、認知症状がますます進行・悪化することになります。

筆者は、ご家族に認知症を正しく理解してもらうために以下のような説明を行っています。

「認知症は、高血圧や糖尿病などと同じように一つの病気なのです。脳になんらかの変化が生じて、いろいろな症状が出てきます。年のせいではありませんし、性格から生じているわけでもないのです。患者さんへの接し方で最もいけない方法は、怒る、叱る、なじる、頭から否定する、もとに戻そうとするといった態度をとることです。高血圧や糖尿病の患者さんを叱ったり、なじることはしないでしょう」

ご家族は、「同じことを何回も言うので腹が立つ」「やってはいけないことを何回も行うので嫌になる」などと訴えますが、そのような場合には次のように説明します。

「たとえば、夕ご飯を食べたのに患者さんが『夕ご飯はまだかね？』と尋ねてくる場合を考えましょう。ご家族の方は『さっきテレビのニュースをみながら食べたでしょう』と答えますね。そうすると、患者さんは『ああ、そうだ、そうだ、食べた』と納得します。しかし、一〇分すると、また『夕ご飯はまだかね？』と尋ねてきます。再度、ご家族の方は『さっき天ぷらとご飯を食べたでしょう』と答えます。このくり返しを何回もするとご家族の方は嫌になってきますね。しかし、よく考えてみましょう。患者さんは忘れる病気にかかっているので、食べたでしょうと言われたことを忘れてしまうのです。患者さんは、一〇回質問したことも、一〇回答えてもらったことも忘れてしまうのです。ご家族の方にとっては一一回目の質問でも、患者さんのなかでは一回目の質問なのです。患者さんが初めて質問したと思っていること（客観的には一一回も質問しているのですが）に対して、『何回聞いたら気がすむの！』『さっき、答えたでしょ！』と言われたら、患者さんは、心のなかで〝自分は、夕ご飯を食べようと思って聞いているのに、なんで怒られるのだろう。変だな、なんで食べさせてくれないのだろう。きっと、自分に夕ご飯を食べさせたくないから、こんなに怒るんだな〟などと考えるようになります。そこから、疑い深くなる、暴力を振るう、隣人に家族の悪口を言いふらすなどの行動が出てくるかもしれません。周囲の人が患者さんの世界を推測し対応することが大切なのです」

認知症の世界をこのように理解できると、大抵のご家族は、自分たちの対応のまずさを反省し、認知症という病気に対する正しい認識をもてるようになります。

患者さんが生活しやすい環境作り

認知症の介護において、ぜひ心がけてほしいことは、患者さんにとって居心地がよいと感じる生活環境を可能な限り整えることです。ご家族や介護者は、患者さんができなくなってきたことと患者さん自身ができることとを見極めて、できなくなってきたことをサポートしたり、手助けすることが求められます。

たとえば、アルツハイマー病では、次のように考えると病気を理解しやすく、また、介護の必要性も痛感できます。筆者は、「アルツハイマー病は、いままで、一〇〇％自分でできたことが少しずつできなくなってくる病気です。病気になる前には、車の運転や料理、洗濯、買物に出かける、銀行でお金をおろすことなど、なんでも自分一人でできたわけです。しかし、アルツハイマー病になると、いままでいとも簡単にできていたことが少しずつできなくなってくるのです。できなくなってきた部分をご家族や周囲の人々が手助けしてあげないと患者さんは日常生活を営むことができません。たとえば、車の運転をするときに、エンジンのかけ方がわからなくなったり、道順がわからなくなったりします。このようなときには、ご家族が代わりに車の運転をしてあげないといけなくなります。できなくなってきた機能についてご家族が手助けする、支援することが大切なのです。手助けしてあげれば、患者さんは認知症のない人と同様に家庭生活や社会生活を送れます。一方、日常生活でまだできることは、可能な限り患者さんに行ってもらうようにしてください」

と説明しています。

たとえば、買物をすることができなくなってきた患者さんに、一人で買物に行かせることは避けなければなりません。金銭感覚が混乱している患者さんは会計でトラブルとなる可能性が高いからです。買物が必要な際には、「私もちょっと必要な買物があるから一緒にスーパーに行こうね」というように患者さんの気持ちを傷つけない言い方で、誰かが一緒に買物に出かけるようにすることが大切です。

できなくなってきたことを患者さんに無理にさせようとすると、患者さん自身の気持ちが萎縮し、引っ込んでしまいます。怒られるのが嫌だから自分から何もしないなど、できることもやらなくなる可能性が出てきます。残念ながら現在、認知症では、一度失われた機能を取り戻すことは大変にむずかしいのです。

できないことを無理強いして行わせようとすると、認知症状はますます進行・悪化することを忘れないでください。

認知症介護に完全さ、完璧さを求めてはならない

介護全般にいえることですが、認知症介護では、介護に完璧さを求めてはいけません。認知症と診断されると、ご家族は、介護に頑張らなければと思い込んだり、逆に介護に絶望する場合があります。認知症介護は患者さんが亡くなるまで続きます。介護は、年単位あるいは一〇年単位に及ぶことになります。認知症介護はマラソンのようなもので、最初に全速力で走ると後に息切れしてしまいます。完璧な介護をめざすと、短期間で介護者は燃え尽き症候群に陥る可能性が高くなります。

介護するご家族に筆者は、「認知症の介護は、終生続くものです。介護が終わるのは患者さんが亡くなるときです。最初から無理をせず、少しずつ介護を行いましょう。頑張ってはいけません。理想の介護をめざすと、ご家族が疲れてしまいます。患者さんにとって現在の状況よりも一歩あるいは二歩と、少しずつよりよい環境を作れるような介護をすることが大切です。ベストの介護よりベターの介護をめざすようにしましょう」と説明しています。

認知症と診断された後、ご家族が行うこと

認知症と診断された後、介護するご家族が行うべきことを考えてみましょう。

1　介護保険の認定申請

介護保険は、認定される等級によって利用できる範囲が異なってきます。日々のデイサービスの利用や、介護するご家族に急な入院や冠婚葬祭が発生した際のショートステイの利用などは、介護認定を受けていないと利用できません。

この認定は、居住地の市町村役場に申請の申し込みをしてから認定決定まで、最短でも約ひと月はかかります。認定を受けていないと、不測の事態のとき、介護保険を利用した公的サービスを受けられなくなります。

認知症と診断された時点では、介護保険を利用する予定がなくても早めに認定を受けておくことが必要です。

2　有能なケアマネジャーをみつけること

デイサービスやショートステイの利用先を探したり、ケアプランを作成するなど、患者さんの介護に関わる諸問題を引き受けるのがケアマネジャーです。このケアマネジャーの選択が上手な介護ができるか否かの一因となります。

ケアマネジャーが、患者さんの立場で活動することは当然のことですが、筆者が望ましいと考えているのは、機動力に優れた気配りのできるケアマネジャーです。

有能なケアマネジャーをご家族がすぐにみつけることはむずかしいと思いますが、よいケアマネジャーの条件は、患者さんに必要な事柄を中心に考えて仕事をてきぱきこなせるか否かであると、筆者は考えています。患者さんやご家族の希望に添って困っていることをスムーズに解決できる、軽減できるスキルをもつケアマネジャーを捜したいものです。

3　親身に相談に乗ってくれるかかりつけ医をみつけること

総合病院や大学病院の物忘れ外来などで認知症と診断された後、近隣のかかりつけ医の先生を紹介される場合が多いのですが、その際どのようなかかりつけ医の先生にかかったらよいのか、判断に迷うことがあると思います。

お勧めは、患者さんやご家族が困っていることに対して適切な介護アドバイスができる介護スキルをもっている医師です。認知症患者さんの介護で最も困ることは、行動障害であり、精神症状です。これらの問題に対して適切な介護アドバイスのできるかかりつけ医をみつけることが、上手な介護を進めるうえで重要なのです。

たとえば、徘徊があってご家族が困っているとき、徘徊を完全になくすことは実際には不可能に近いのですが、このような対策を立てたらどうですか、こういう方法を試してみましたか、などと具体的で実行可能な対策・対応をアドバイスしてくれる医師です。

根治的な薬物療法がない現在、認知症診療で最も大切なことは、医療そのものというよりも、介護や福祉なのです。この点を理解している医師に認知症患者さんを任せたいものです。患者さんやご家族の質問に対して、聞こえないふりをして答えない、認知症だから仕方ない、自分は専門ではないからわからないと答える医師はあまり頼りになりません。

4 薬剤の管理は家族が主体

認知症患者さんだけに薬剤の管理を任せているご家族がみられますが、あまり望ましいことではありません。

認知症になると、薬の飲み忘れや飲み違い、服薬したことを忘れてしまって再度服薬するなどのトラブルが起こる可能性が高くなります。極端な事例では、病院からもらってきた薬袋をその日のうちに紛失してしまうことすらあります。薬の管理は、介護されるご家族や周囲の人々が中心となって行ってほしいと思う所以です。

ここでやっかいな問題が浮かびます。一日三回の服薬管理をご家族ができるかということです。ご家族が、日中仕事で留守をする、同居していないなどの場合、三回の服薬管理は現実には困難であることが少なくありません。投与する医師側の問題が大きいのですが、服薬回数はなるべく少ないほうがよいのです。理想的には一日一回がベストです。

ご家族から、かかりつけの先生になかなか言い出しにくいとは思いますが、できるだけ服薬回数を減らしてもらうよう伝えることも考えてみてください。

公的サービスを積極的に利用

認知症に進んでいる患者さんを介護する際、ご家族だけで介護を背負い込まないことが

図9　利用可能な主な介護サービスのまとめ

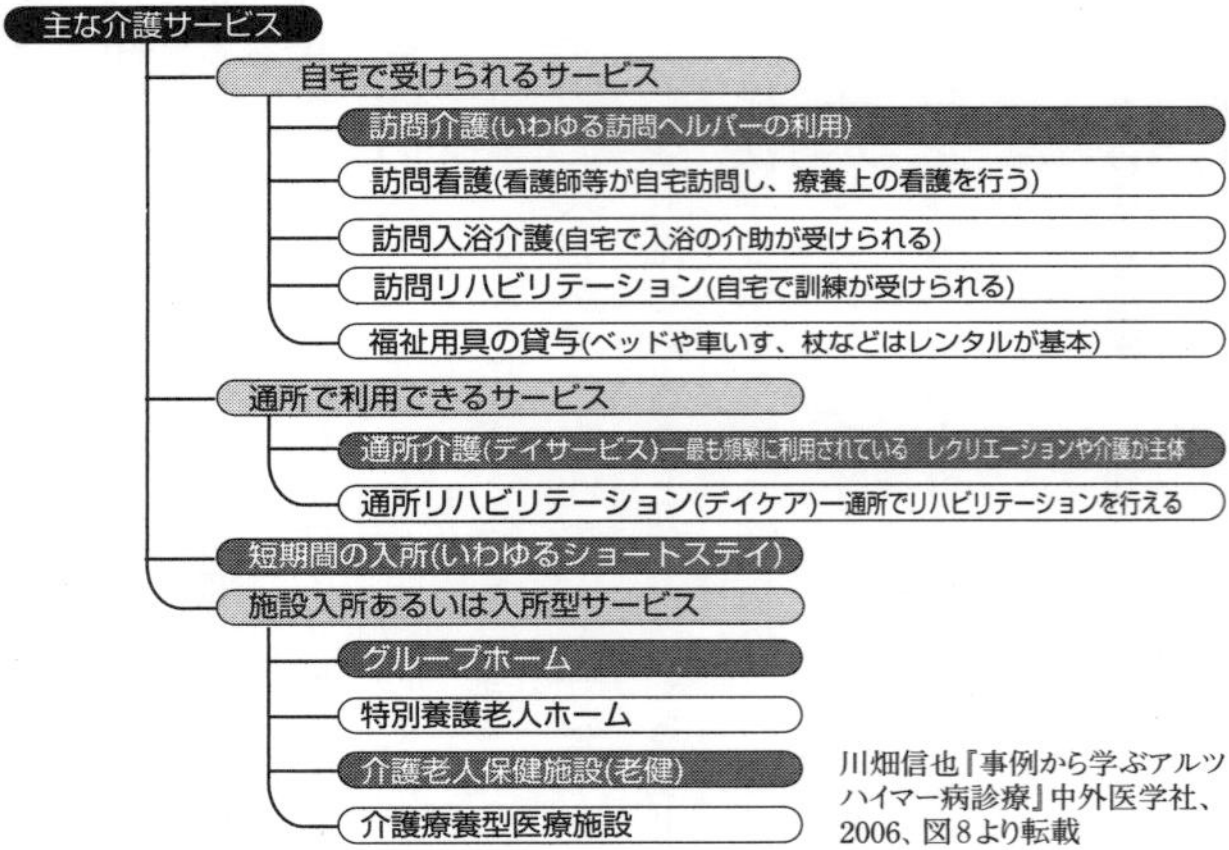
主な介護サービス
自宅で受けられるサービス
訪問介護(いわゆる訪問ヘルパーの利用)
訪問看護(看護師等が自宅訪問し、療養上の看護を行う)
訪問入浴介護(自宅で入浴の介助が受けられる)
訪問リハビリテーション(自宅で訓練が受けられる)
福祉用具の貸与(ベッドや車いす、杖などはレンタルが基本)
通所で利用できるサービス
通所介護(デイサービス)—最も頻繁に利用されている　レクリエーションや介護が主体
通所リハビリテーション(デイケア)—通所でリハビリテーションを行える
短期間の入所(いわゆるショートステイ)
施設入所あるいは入所型サービス
グループホーム
特別養護老人ホーム
介護老人保健施設(老健)
介護療養型医療施設

川畑信也『事例から学ぶアルツハイマー病診療』中外医学社、2006、図8より転載

重要です。患者さんが在宅生活を長期にわたって続けていくためには、介護認定を受けて公的サービスを最大限利用することや、介護するご家族の精神的ならびに身体的な負担を少しでも軽減できるサポート体制を構築することが、とても大切です。

図9は、利用する可能性が高い公的サービスを示したものです。

認知症患者さんにしばしば勧められるサービスとして、訪問介護（いわゆる訪問ヘルパーと呼ばれます）、通所介護（いわゆるデイサービス、デイケア）、短期間の入所（ショートステイ）の三つが挙げられます。さらに、施設入所あるいは入所型サービスとして、介護老人保健施設（老健）、グループホームの二つがしばしば利用されます。

実際の介護は、これら五つのサービス（図9の白ヌキ文字）を組み合わせて進めていくことが多いので、これらの利用形態などを、介護者は十分理解しておくことが必要となります。

訪問ヘルパーは、一人暮らしの患者さんの介護に利用すると有益です。料理や洗濯、掃除などの生活支援を中心に利用すると、一人暮らしの継続が可能となる場合が多いようです。同居するご家族が日中留守をすることが多く、患者さんが一人となる際には、訪問ヘルパーが話し相手をしてくれたり、散歩に連れ出したりしてくれます。服薬している場合、訪問ヘルパーに薬剤の管理を依頼することによって、薬の飲み間違いなどを防止できます。

デイサービスやショートステイを頻繁に利用することによって、介護するご家族の身体的ならびに精神的負担の軽減が期待できます。患者さんに何かしてもらいたいとき、ご家族ではどうしても感情的な対応をしてしまう可能性があります。たとえば、自発性の低下が目立ち、一日中何もしない患者さんの場合、ご家族は、「少しは自分で動いたらどう！」と、つい怒ってしまうかもしれません。デイサービスでは、専門の介護スタッフが対応するので、そのような感情的な対応をせずにすみ、患者さんに対する他動的な働きかけができることから、認知症の進行がゆるやかとなることがあります。

グループホームは、五人から九人までの少人数を一単位として構成される小規模の共同生活住居です。食事の準備や買物、入浴などの日常生活全般について同居する介護スタッフが支援する仕組みとなっています。自宅での生活とほぼ同じ環境で生活を続けることができるので、患者さんにとっては望ましいことですが、利用に際しての問題点として、一カ月の自己負担金がおよそ一〇万円から一五万円ほどかかることがあり、経済的な負担をクリアできないとグループホームの利用はむずかしいともいえます。

介護老人保健施設は、在宅生活に支障がみられてきた際に月単位で預かってもらえるので、介護者の体調不良や急な入院、あるいは長期的な施設入所までの一時的な預かりなどで利用するとよいでしょう。介護認定で介護1以上に認定されていることが入所の条件となります。自己負担金は、介護度（要介護1から5の各段階）ならびに世帯の収入、利用する施設などによって異なりますが、大体八万円から一三万円くらいかかると思います（二〇〇七年二月現在）。入所の期間はとくに決められていないので、年単位で入所されている患者さんもみられるようです。

施設入所を考えるとき

認知症と診断されると、まず、在宅生活を継続するか施設へ入所するかの判断を迫られます。筆者は、可能な限り在宅での生活を勧めるようにしていますが、次のような場合には、しかるべき施設へ入所（入院）したほうがよいでしょう。

1　攻撃性、徘徊、暴力、妄想などによって患者さんに身体的な危険を伴うとき

たとえば、徘徊が頻繁にみられると、不測の事故に巻き込まれる可能性が高くなります。物忘れ外来での経験では、徘徊が原因で事故死された患者さんが二人いらっしゃいました。一人は、鉄道の線路に迷い込んで列車に轢《ひ》かれて亡くなり、もう一人は、深夜国道を渡ろうとして車にはねられて亡くなりました。後者は、もともと徘徊が頻繁なことで物忘れ外来を受診した患者さんで、そろそろ施設入所したほうがよいと考えていた矢先の出来事でした。

行動障害や精神症状に伴って、患者さんに身体的な危険（けがや事故、転落、自損など）が迫ると判断される際には、適切な介護施設あるいは医療施設に早急に入所・入院してもらうことを考慮しましょう。

2　暴力行為などによって介護者に身体的危険が迫るとき

患者さんに身体的危険が迫るのと反対に、患者さんの精神症状や行動障害が原因で、介護するご家族に身体的危険が迫る場合です。この場合のご家族は、ご主人を介護している奥さんであることがよくあります。

たとえば、頻繁に暴力行為があり、ときに包丁を奥さんに突きつける場合などです。包丁をもち出しても、多くの場合は大事には至らないのですが、ふとしたはずみでけがをすることがあるかもしれません。

3　介護人がいなくなった（死亡、物理的別離）

患者さんと配偶者（主たる介護者）との二人暮らしで、介護者が死亡したり、なんらかの疾患で入院などを余儀なくされる場合、患者さんを在宅で支援する体制を作れないならば、しかるべき施設への短期あるいは長期入所（入院）が必要となります。

4　主たる介護人の健康状態の悪化

認知症患者さんを主に介護している配偶者も高齢の場合が多いのが現状です。老老介護と呼ばれる状況です。介護者の健康状態が悪化した際、患者さんを一時、ショートステイなどに預かってもらい、介護者に身体的、精神的な休養と適切な治療を受けてもらう必要があります。場合によっては、長期的な入所が必要となることもあります。

5　介護人の過剰ストレス、燃え尽き症候群

前述のように、ご家族の一人が認知症と診断されると、周囲のご家族が介護に頑張りすぎる場合があります。私がなんとかしなければと思い込んで、一生懸命介護に尽くしてしまいます。それは決して悪いことではないのですが、認知症の介護は、最初に頑張りすぎると、後でばててしまうのです。

筆者は、苦い事例を経験しています。患者さんは八二歳の女性で、アルツハイマー病と診断され、ご主人が自宅で介護していました。患者さんは、徘徊や妄想、夜間不穏となることが多く、ご主人が終日、一人で介護に尽くされていたのです。ご主人の介護軽減のためにデイサービスや訪問ヘルパーを利用するよう勧めましたが、ご主人は、「私たちは、子どももなく、これまで二人だけで生きてきました。妻の面倒は私がみてやるつもりです」と利用には消極的でした。ある日、警察から、ご主人が患者さんの首を絞め、自分は鴨居《かもい》にひもをかけて縊死《いし》しているので、検死をお願いしますと電話が入りました。ご主人が、患者さんを不憫《ふびん》に思ったのか、ご自身で介護に疲れたのかはわからないのですが、患者さんを道連れに無理心中したのです。もっと強く公的サービスなどの利用を勧めるべきだったと大変に悔やまれます。

6　病気や身体疾患の合併による日常生活動作の悪化

アルツハイマー病では、病状が進行すると、歩行障害や筋肉のこわばり（筋強剛）などの症状がみられます。また、高齢の認知症患者さんでは、脳血管障害や大腿骨頸部《だいたいこつけいぶ》骨折など他の身体疾患を合併しやすくなります。これらの状態や疾患は、患者さんの日常生活動作の低下を招きますので、施設入所や医療機関への入院が必要になります。

7　ケアサービスやホームヘルプの利用頻度が増加してきたとき

公的、私的を問わず、介護サービスが増大してきているときは、患者さんの病状が進んできた証拠です。近い将来、施設入所の可能性が高いと予測して準備を進めておかなければなりません。

成年後見制度の利用

訪問セールスや悪徳商法に何回もだまされてしまう患者さんには、成年後見制度を利用して、患者さんの財産保護を行うようにするとよいでしょう。成年後見制度について簡単に述べますと、認知症などによって記憶障害や判断力の低下などがみられ、患者さん自身で適切な判断ができない場合に、代理人が患者さんに代わって財産の管理や契約締結などの重要な事柄を代行する制度です。法定成年後見制度は患者さんの状態によって後見、保

表4　成年後見制度

	後見	保佐	補助
	精神上の障害で事理を弁別する能力を欠く常況にある者	精神上の障害で事理を弁別する能力が著しく不十分な者	精神上の障害で事理を弁別する能力が不十分な者
認知症の程度	重度	中等度	軽度
本人の法律行為	日常生活に関する行為はできる (近くでお菓子を買うなど)	込み入った行為(金銭の貸借、不動産の売買など)ができない	重要な契約や売買などを自分で行おうとすれば可能だが判断・理解が不安
代理人	後見人	保佐人	補助人
代理人の役割	後見人はすべての行為について本人の同意なしに代理権を持つ	保佐人は裁判所が決めた特定の行為について本人の同意なしに代理権を持つ	「特定の法律行為」(本人の同意が必要)について補助人に同意権や代理をする権限が付与
代理人の権限	後見人は、本人が行った行為を取り消すことができる	保佐人は、本人が保佐人の同意を得ず行った財産行為を取り消すことができる	同意権を付与された補助人は、補助人の同意のない行為を取り消すことができる
審判開始の条件	本人の同意は要件とされない	本人の同意は要件とされない (場合により同意が必要)	本人の申し立てまたは同意が必要

川畑信也『物忘れ外来ハンドブック―アルツハイマー病の診断・治療・介護―』中外医学社、2006、表34より転載

佐、補助の三段階に分かれています（表4）。

後見と判断されると、日常生活での簡単なこと、たとえば、買物で野菜を買う、喫茶店でコーヒーを飲むなどの行為は、患者さん本人による金銭の使用が可能ですが、それ以外の行為、たとえば自宅を改築する、何十万円もする高価な布団を購入する際の契約などは、後見人と呼ばれる代理人の同意が必要となります。後見人の知らない間に種々の高価な契約を結んでも、その契約を無条件で取り消すことが可能となります。

成年後見制度は、以前の禁治産・準禁治産制度と比べるとはるかに利用しやすくなりましたが、それでも申請に手間がかかりますし、

認定されるまでに数カ月を要します。図10に利用手順のあらましを示しました。

不適切な介護は認知症を悪化させる

認知症を理解できない、理解していても患者さんの立場で介護ができない、あるいは介護をしない事例では、認知症が確実に悪化します。物忘れ外来で経験した不適切な介護が認知症を悪化させた事例を次にみていきましょう。

事例1：六五歳の女性でアルツハイマー病

六八歳の夫、息子夫婦、孫二人の六人で生活していました。六三歳頃から、徘徊がみられ始め、二年間で何度も迷子で警察に保護されました。物忘れがひどいとの理由で、物忘れ外来にご主人が連れてきました。諸検査の結果、アルツハイマー病と診断し、ご主人に病名と病態を説明しました。外来に定期的に通院するようご主人に伝えたのですが、治らない病気なら仕方ないと言って、その後、通院しなくなりました。

一年後、介護保険の認定を希望され、再度物忘れ外来に受診してきました。筆者は、こ

図10　成年後見制度の利用手順

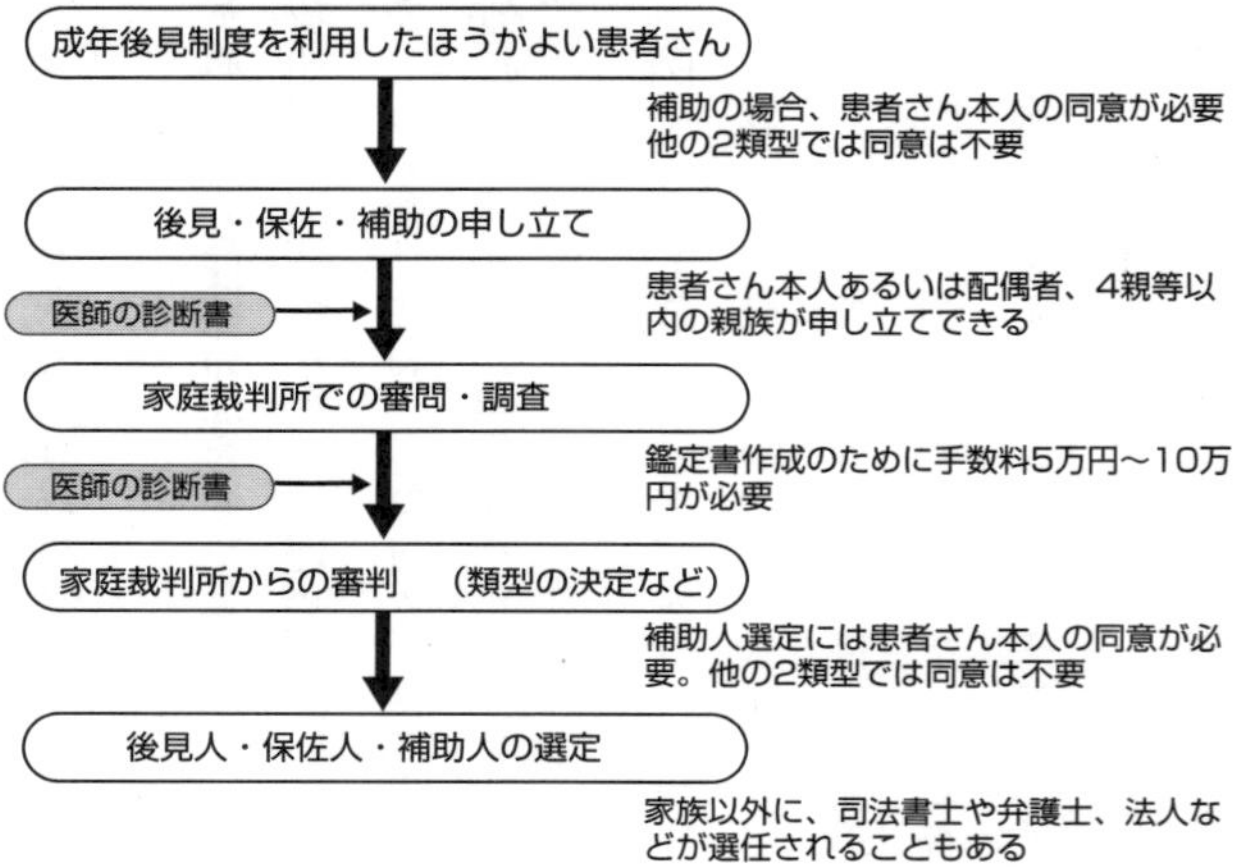
成年後見制度を利用したほうがよい患者さん
補助の場合、患者さん本人の同意が必要
他の2類型では同意は不要
後見・保佐・補助の申し立て
医師の診断書
患者さん本人あるいは配偶者、4親等以内の親族が申し立てできる
家庭裁判所での審問・調査
医師の診断書
鑑定書作成のために手数料5万円〜10万円が必要
家庭裁判所からの審判　（類型の決定など）
補助人選定には患者さん本人の同意が必要。他の2類型では同意は不要
後見人・保佐人・補助人の選定
家族以外に、司法書士や弁護士、法人などが選任されることもある

のときに、患者さんをみてびっくりしました。頭髪は伸び放題で、体から悪臭を漂わせていたのです。ご主人に聞くと、入浴したがらないからほっといたと言います。診察すると、一年前と比べて、認知症が著明に悪化していることがわかりました。アルツハイマー病と診断された後、この患者さんは公的サービスの利用を含めた適切な介護がまったくなされず、ほとんど放置された状態であったようです。

本来、患者さんを支援すべき周囲の理解がまったく得られず、上手な介護が進められなかった事例です。

事例2：六一歳の女性でアルツハイマー病

自営業のご主人と二人暮らしで、五七歳頃から物忘れや同じことを何回も言う、食事を作らないなどの症状がみられ、別居している息子さん夫婦が物忘れ外来に連れてきました。諸検査の結果、アルツハイマー病と診断し、ご主人を呼んで病名と病態について説明を行い、抗認知症薬のドネペジルの処方と今後の対応の仕方を説明しました。

二カ月に一回の頻度で物忘れ外来を受診していましたが、受診のたびにご主人は、「困ったことが多い、どうしたらよいのか」「何回言っても薬を飲み忘れる」（薬はご主人が必ず管理してくださいと伝えても）、「今回も受診の二週間前に薬がなくなった」と訴えます。診察室でも、洗濯機を使えない、洗濯した物を干さないから困る、夕飯はできあいの総菜ばかりで嫌になるなどと言っては、患者さんをなじる場面がしばしばみられました。

患者さんもご主人の言動に反応して、「うるさい！」とご主人に向かって攻撃的な言葉を返していました。ご主人は、患者さんがアルツハイマー病になっていることはわかるのですが、それでも患者さんに家事をやってもらわないと困るなどと言い張ります。診察室でも患者さんがイライラしている状態がよくわかりました。

ご主人は病気を理解していると言いますが、本当に認知症というものを理解しているようにはみえませんでした。物忘れ外来で一年ほど経過をみていましたが、結局、最後までご主人は上手な介護をすることができず、一年後には通院が途絶えてしまいました。

第七章　薬物療法について

目的に合った薬物療法を

認知症患者さんに対する薬物療法は、中核症状に対する抗認知症薬と周辺症状に対する向精神薬に分けて考えると理解しやすくなります。

抗認知症薬は、認知症にみられる中核症状（記憶障害や見当識障害、実行機能障害など）をターゲットとする薬剤です。

抗認知症薬に求められる条件として、

1　認知症でみられる認知機能障害（記憶障害、見当識障害、失語、失行、失認）や実行機能障害を改善し完治させる

2　認知症の発症を抑える、あるいは予防する
3　認知症状の進み方を抑える、あるいは遅らせる

があります。

現在の医学では、1や2の条件を満たす薬剤はまだありません。

わが国では、3に挙げた認知症の症状の進み方を遅らせる可能性をもつ薬剤が、ただ一種だけ厚生労働省から認可されています（二〇〇七年二月現在）。製薬会社のエーザイ株式会社が独自に開発し、世界的な規模で販売している塩酸ドネペジル（以下、ドネペジルと略、商品名・アリセプト）で、わが国で唯一アルツハイマー病に対する保険適応を受けた抗認知症薬です。

行動障害や精神症状に対しては、向精神薬が使用されることが多くなります。向精神薬のなかで、認知症患者さんにみられる行動障害や精神症状に使用される主な薬剤は、抗精神病薬、抗うつ薬、抗不安薬、睡眠薬です。

使用可能な抗認知症薬

現在、海外で使用可能な抗認知症薬は、抗コリンエステラーゼ阻害薬とNMDA（N-methyl-D-aspartate）受容体拮抗《きっこう》薬だけです（表5）。

このなかで最も早く市販された薬剤は、タクリンですが、肝機能障害を高率に合併することから、現在はほとんど使用されていません（わが国では発売されていません）。

ドネペジルは、一九九七年一月に米国で最初に発売され、二〇〇六年一月現在、世界八二カ国で発売されています。抗認知症薬のなかでゴールドスタンダードな位置づけをされている薬剤で、世界中で年間二五〇万人以上の患者さんがドネペジルを服薬していると推測されています。日本では、一九八九年から治験が開始され、一九九九年一一月に臨床使用が認可されました。わが国では、年間約三七万人のアルツハイマー病患者さんが服薬していると推測され、これは全アルツハイマー病患者さんの約三〇％に該当します（エーザイ資料。二〇〇六年一二月現在）。ドネペジルの長所の一つに血中半減期の長いことが挙げられます。そのため、服薬回数が一日一回ですみます。アルツハイマー病患者さんを介護するご家族の薬剤管理の負担からも望ましい薬剤です。また、錠剤以外に細粒や口腔内崩壊錠も発売されており、患者さんの状況に合わせて剤型を選択できます。

表5　発売済みの抗認知症薬

●抗コリンエステラーゼ阻害薬

タクリン
(商品名：コグネックス)
1993年 9月(米国)発売

塩酸ドネペジル
(商品名：アリセプト、発売元：エーザイ)
1997年1月(米国)、1999年11月(日本)発売

リバスチグミン
(商品名：エクセロン、発売元：ノバルティス・ファーマ)

ガランタミン
(商品名：レミニール、発売元：ヤンセンファーマ)

●N-methyl-D-aspartate受容体拮抗薬

メマンチン塩酸塩
(商品名：Axura、Ebixa　Namenda－米国)

※塩酸ドネペジル以外は、わが国では未承認、未販売の薬剤である（2007年２月現在）

ただ、アルツハイマー病に対する根治的な薬剤ではなく、症状の進行を抑制する可能性をもつ薬剤であることを強調しておきたいと思います。

リバスチグミンやガランタミンは、海外では販売されていますが、わが国では治験がうまく進まず、二〇〇七年二月の時点で、使用できる見通しは立っていません（両剤ともに国内未承認、未販売）。

海馬《かいば》における記憶の増強には、グルタミン酸受容体の一つであるＮＭＤＡ受容体の活性化が重要です。しかし、この受容体が過剰に刺激されると逆に神経細胞が壊れてしまう可能性が示唆されています。メマンチン塩酸塩

は、このNMDA受容体に拮抗して、グルタミン酸過剰による神経細胞の壊死に保護的に働くとされています。欧州や米国では、アルツハイマー病患者さんへの使用が認可されています。わが国でも重度アルツハイマー病患者さんへの保険適応をめざして治験が行われましたが、好ましい結果が得られず使用の見通しは立っていません（二〇〇六年一二月現在）。メマンチン塩酸塩の使用がわが国でも認可されるとドネペジルとの併用療法が可能となるかもしれません。

ドネペジルの作用の仕組み

専門的な記述になりますが、アルツハイマー病にみられる記憶障害、知的機能の低下は、コリン作動性神経細胞が脱落するアセチルコリン障害仮説で説明されます。脳内のアセチルコリンの減少がアルツハイマー病の発症に関与している可能性が考えられています。ドネペジルは、脳内の神経細胞末端（前シナプス末梢）から分泌される神経伝達物質アセチルコリンの分解を阻害する働きをもっています。

わかりやすく述べると図11のようになります。神経細胞を工場にたとえると、工場で原

図11　ドネペジルの働き

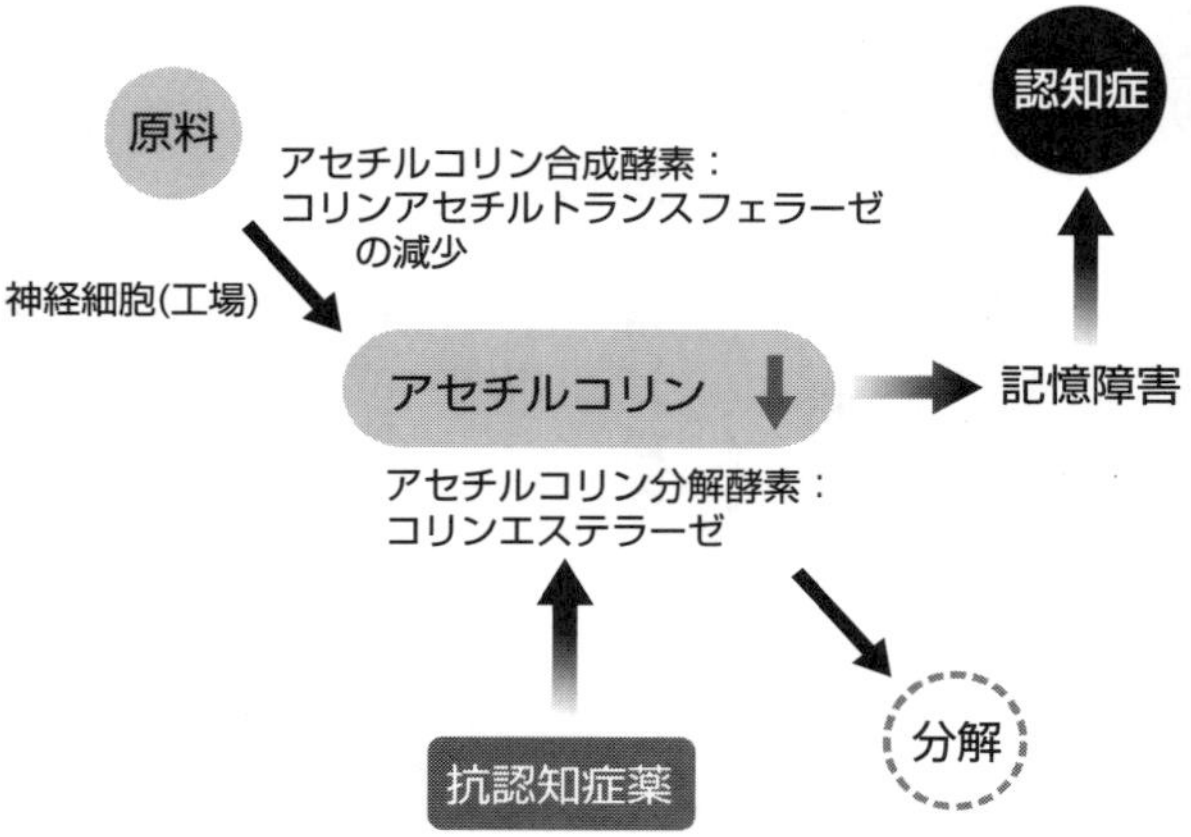

料をもとにしてアセチルコリンという製品を作っています。アセチルコリンを作るためには、コリンアセチルトランスフェラーゼという物質が必須です。ところが工場のいくつかが倒産すると（神経細胞の崩壊）、コリンアセチルトランスフェラーゼの減少とアセチルコリンを生産する工場の数が減ってしまうので、製品としてのアセチルコリンの生産が減少します。すると、商品不足となって消費者が困ることになります（記憶障害がみられます。さらに認知症に進みます）。生産の減少したアセチルコリンは、さらに分解・破棄されてしまいます。この分解・破棄に働いているのがコリンエステラーゼです。もともと生産が減少

しているアセチルコリンがさらに少なくなると、ますます品不足となって消費者（患者さん）が困った状態となります（認知症が進みます）。ここで、分解・破棄に関与しているコリンエステラーゼの働きを抑えて、壊される商品（アセチルコリン）を少なくするキーマンがドネペジルという助っ人です。この助っ人は、抗コリンエステラーゼ阻害薬という名前で呼ばれています。

この助っ人は、万能ではありません。アセチルコリンを作る工場自体を再生することはできないのです。したがって、景気が悪くなって（病気が進行して）、工場（神経細胞）がさらにつぶれてしまうと、ますます製品（アセチルコリン）の生産が落ちます。しかし、ドネペジルという助っ人にはどうすることもできません。ドネペジルという助っ人がいくら働いても、工場の数が減ってしまうので、消費者はますます困った状態となります（認知症がさらに進行・悪化します）。

このたとえからわかるようにドネペジルは、①アルツハイマー病に対する根治的な治療薬ではない、②アルツハイマー病の症状の進行を遅らせる可能性をもつ、③認知症が軽ければ軽いほど効果を期待できる、④認知症が進んでくると、効果が減弱する、効果を期待できなくなる、といった特徴をもつ薬剤といえます。

ドネペジルの効果

実際に、ドネペジルは、どのくらいの効果をもつ薬剤でしょうか。ドネペジルを服薬しているからといって、認知症が著明に改善する、もとの状態に戻ると考えるのは誤りです。何回もくり返しますが、ドネペジルはアルツハイマー病にみられる認知症の進行を抑制する可能性のある薬剤なのです。アルツハイマー病は、緩徐に進行・悪化していく病気です。ドネペジルの投与によって症状が進行しないことも薬の効果と考えることもできるのです。

ドネペジルは、効果がみられても一年経つと再び症状が悪化していくといわれます。もちろん、二年、三年と効果の持続する患者さんもみられますが、たしかに投与期間が長くなるほど効果がみられなくなることは明らかです。

表6は、ドネペジル投与で物忘れ外来の患者さんにみられた日常生活上での変化を示したものです。活発さが出てきた、病気になってからやらなくなってきたことを再びやり始めたなど、行動面での変化が多くみられます。

表6　ドネペジル投与による患者さんの変化

- 中断していた絵を再び描くようになった(75歳、女性)
- 笑顔がみられるようになった、花作りが再びできるようになった(81歳、女性)
- 投与前は病院なんてと言っていたのに「病院へ行かなければ」と言うようになった(75歳、女性)
- 畑仕事に自ら進んで出かけるようになった(83歳、男性)
- ゴミ出しの日を間違えないようになった(75歳、女性)
- 毎日の生活の様子を日記につけるようになった(81歳、女性)
- すごく落ち着いた、幻視が消えた、夜独語がなくなった(71歳、男性)
- 以前は毎日日時を聞いてきたが、今は日時がわかるようになった、薬の飲み忘れがなくなった(74歳、女性)
- 同じことを聞いてくる頻度が少なくなった(83歳、男性)
- 再び散歩に出かけるようになり、表情が明るくなってきた(77歳、女性)

川畑信也『物忘れ外来ハンドブック—アルツハイマー病の診断・治療・介護—』中外医学社、2006、表27を加筆

ドネペジルの副作用

ドネペジルは、比較的副作用の少ない薬剤ですが、主な副作用としては、服薬開始時に消化器系副作用（吐き気、嘔吐、食欲低下、胃部不快、下痢など）がみられます。

筆者は、現在まで四五〇名以上の患者さんにドネペジルを投与していますが、重大な副作用を経験したことはありません。そのなかで、二六七名のアルツハイマー病患者さんを対象に副作用の出現頻度を検討してみましたが、わずか一八名（六・七％）にみられるだけでした。しかもすべて消化器系副作用に限られています。

筆者の経験では、これらの副作用は、ドネペジルを初めて服薬したその日から出現するようです。これらの消化器系副作用が出現すると、我慢してドネペジルを飲み続けることは困難な場合が多いのです。服薬直後にこれらの副作用がみられないときには、その後、安心して長期間飲み続けていける薬剤といえます。

ただ、二〇〇五年六月に、ドネペジル投与によると考えられる横紋筋融解症の報告が新聞報道されました（厚生労働省の調査で一九九九年の発売以降、八名に横紋筋融解症がみられ、うち一名が死亡）。ドネペジルの服薬中に筋肉痛や脱力感、褐色尿などがみられる際には、重大な副作用が考えられますので、速やかに主治医の先生に報告をし、適切な対応を求めることが重要です。

横紋筋融解症は、ドネペジル投与後一〇〇〇日以上経過した事例でも出現していることから、投与期間と発症との間に直接的な関係はないようです。横紋筋融解症を放置すると、急性腎不全に進んで致死的な経過をたどる可能性もありますから、この副作用には十分な注意が必要です。

横紋筋融解症の発現は非常にまれなものであり、ドネペジル自体は、このような重篤な副作用がなければ安心して長期間飲み続けていける薬剤といえます。

幻覚・妄想を軽減させる抗精神病薬

幻覚や妄想を完全に抑える薬剤は存在しません。人の感情や思考をコントロールできる薬剤が存在するならば大変怖いことです。

認知症患者さんにみられる幻覚や妄想に対して薬物療法を開始するのは、①幻覚や妄想による行動化が患者さんの身体的危険性を増加させる、あるいは周囲に多大な迷惑をかける場合、②介護するご家族の精神的ストレスが多大な場合、です。

幻覚や妄想だけを単に訴える場合には、介護するご家族がそのことを承知していれば、それほど問題とはなりません。患者さんの訴えを頭から否定せず、拝聴する、受容する姿勢で対応することで、症状の軽減を図れることが少なくないからです。

しかし、幻覚や妄想がエスカレートし、みえないはずの人間に食器などを投げつける、物盗られ妄想の犯人とされる人間に暴力を振るう、警察に訴えるなど行動化が顕著となってきたときには、症状を軽減させる薬物療法が必要となってきます。執拗な幻覚や妄想が原因で介護するご家族が夜まったく寝られない、精神的なストレスが過大で抑うつ状態になってしまうときにも薬物療法で患者さんの症状を軽減させたほうがよいでしょう。

認知症患者さんにみられる幻覚や妄想に対しては、抗精神病薬を使用することが多くなります。抗精神病薬は、統合失調症などにみられる幻覚や妄想を治療する薬剤であり、認知症患者さんにみられる幻覚や妄想に対する保険適応は許可されていません。

しかし、実際には、これらの薬剤が認知症患者さんにみられる幻覚や妄想、あるいは暴力行為や徘徊などの行動障害、精神症状に有効な場合が多いので、しばしば使用されているのが現状のようです。

高齢者に睡眠薬、抗不安薬を安易に用いない

睡眠薬や抗不安薬は、認知症患者さんを含めて高齢者に安易に使用しないほうがよいでしょう。睡眠薬や抗不安薬は、筋弛緩作用や抗コリン作用によって睡眠を導入あるいは維持するものです。高齢者では、夜間トイレに起きることが少なくありません。このとき、筋弛緩作用や抗コリン作用がみられると転倒などの恐れがあるからです。転んで大腿骨頸

部を骨折したり、腰椎を圧迫骨折したりしてしまう可能性があります。

物忘れ外来で診療を行っていると、夜間患者さんが寝ないから睡眠薬をくださいと訴えるご家族が多くいらっしゃいます。私たち医師が安易に睡眠薬を処方するのが悪いのですが、ご家族も安易に薬剤に頼らないようにしたいものです。可能な限り環境の整備など非薬物的な療法で対応していただきたいと思います。

認知症患者さんでは、不安症状が強いことがあります。夜、真っ暗な部屋で寝ていると、とても不安になることがあるのです。その結果、ごそごそしたり、起き出してご家族が寝ている部屋に入ってきたりするのですが、これは、不安症状によって患者さんが一人でいられないからなのです。このとき、安易に睡眠薬などを使用しないで、部屋の電気を少し落として、寝つくまでご家族が患者さんの横にいてあげるなどの工夫をすると、睡眠を確保できることがあります。困ったことすべてを介護によって解決できるわけではないのですが、薬剤に頼らずに症状を少しでも軽減できる工夫を、まず行うべきなのです。

第八章　事例から考える認知症の介護

　ここでは、物忘れ外来で経験した事例を紹介しながら、認知症を正しく理解して、上手な介護の仕方を具体的に考えていきます。

事例1：一人暮らしの患者さん

八三歳の女性。六〇歳まで働いていました。一〇年前にご主人と死別してからは一人暮らしをしています。

　物忘れ外来に連れてきた実妹によると、三カ月前、お盆のお布施の件で三日間で一〇〇回ぐらい電話をしてきたので、おかしいと感じたそうです。それ以来、注意してみていると、物忘れがひどいのがわかりました。自分で言ったことをすぐに忘れてしまう、数年前にもらった勲章をなぜもらったのかわからない、同じ物を何回も買ってくるなどの行動障害がみられました。以前は、穏やかな人でしたが、最近は怒りっぽくなっています。

診察室での問診の様子です。

物忘れしますか？

「たいしたことはありません、大切なことは忘れません」

おいくつですか？

「八三歳」（正答）

生年月日はいつですか？

「大正○○年△月□日」（正答）

いまは何月ですか？

「六月でしょ」（誤答、四月が正しい）

今日は何日ですか？

「何日かな……」

今日は何曜日ですか？

「……わからない、曜日を覚える必要がないから」

昨日の夕ご飯は何を食べましたか？

「ゆうべは……たいした物は食べていない、はっきり覚えていない」

今日の昼ご飯は何を食べましたか？

「食べてきたと思うが……内容はわからない」


ＭＲＩでは、脳萎縮以外に異常はみられませんでした。テスト式認知機能検査の一つであるＭＭＳＥは一七点でした（三〇点満点で、二三点以下は認知症が疑われます）。

諸検査の結果からアルツハイマー病に罹患していることは間違いないのですが、患者さんは一人暮らしであり、問題は今後の介護方針です。考えられる生活の様式は以下の三通りになります。

1　公的サービスなどを利用しながら一人暮らしの継続
2　ご家族あるいは親戚との同居
3　介護施設などへの入所

図12　それぞれが役割を果たさないと認知症ケアはできない

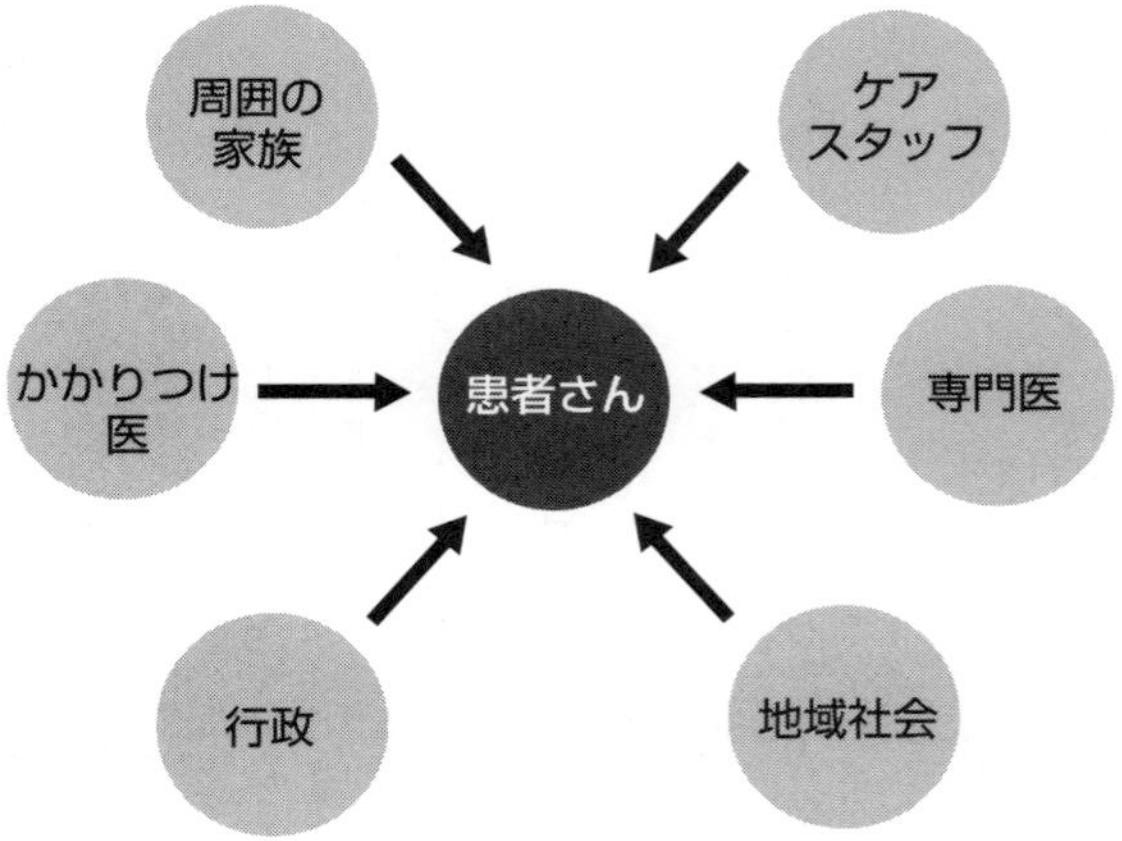

認知症と診断された患者さんが一人暮らしの場合、原則として、現在一緒に暮らしていなくても、息子さんや娘さんなどのご家族がいる場合には同居することが望ましいといえます。

しかし、子どもにも個々の事情があって、同居がむずかしい場合が多いのも現実です。また、患者さん自身が住み慣れた現在の自宅を離れたがらず、遠方での同居を拒否する場合もしばしばみられます。

一人暮らしを継続する場合、別居しているご家族の協力や公的サービスの利用、かかりつけ医、行政の関与などが欠かせません（図12）。公的サービスでは、訪問ヘルパーさんに可能な限り毎日患者さん宅を訪問してもらい、生活の状況を把握できるよう手配をしたいものです。

地域社会の協力も必要です。田舎では、親切な隣人や知り合いが面倒をみてくれる場合もあります。民生委員の声かけも期待したいところです。一人暮らしができず、かつご家族がいない、あるいは介護できない場合、介護施設への入所やグループホームなどの利用、病院への入院などの選択肢が考えられます。

この患者さんの場合は、兄弟姉妹が三人いたのですが、相談の結果、実妹夫婦の敷地内に家を建てて患者さんが転居し、実妹夫婦が面倒をみることで介護方針は解決しました。

認知症に進んだ患者さんを診察していますと、病前の人間関係、家族関係の善し悪しがその後の介護に色濃く反映することを実感させられます。病前、患者さんとご家族との関係が非常に良好な場合、認知症となっても周囲のご家族は親身に対応してくれることがほとんどです。

一方、関係がよくない場合、その後の介護がうまくいかない場合が少なくありません。ご家族が、すぐ施設に入れてくれと希望されたり、同居していてもまったく介護をせずに放置するなど、上手な介護ができない、しようとしない場合が多くみられます。

何十年にもわたって嫁姑のいさかいをしてきたお嫁さんに、これから上手な介護をお願いしますと頼んでも、なかなかうまくいかないのが現実です。老親を顧みない息子さんに排便のお世話をしてくださいと頼んでも逃げ出してしまいます。

認知症介護をみていると、介護する側の人間性が鮮明に浮き彫りにされる気がします。また、認知症となった人のいままでの生き方が問われることにもなるのです。

この患者さんの場合、家族（兄弟姉妹）との人間関係がとてもよく、患者さん自身も賢い生き方をしてきたことが推測されます。

事例2：認知症が進行してから医療機関を受診する患者さん

七九歳の女性。物忘れがひどいと言います。連れてきたお嫁さんからの情報では、二年くらい前から、しまい忘れや置き忘れがみられ始め、言われたことをすぐに忘れてしまうこともあったそうです。しかし、同居するご家族は、年のせいだろうと考えて気にとめていませんでした。一年前から、アンテナが女の子にみえる、壁のシミが動物にみえるなどと言い始めました。夜中に財布がない、誰かが尋ねてきたなどと訴え、外出しようとします。半年前から、泥棒が寝室に侵入し、財布を盗んでいくとさかんに訴えるようになりました。現在、衣服を裏表、前後逆に着る、入浴は湯船に入るだけで体を洗わない、下着をつけない、トイレの水を流し忘れる、尿失禁などがしばしばみられます。

診察では、年齢や誕生日を答えられません。付き添いのお嫁さんの名前もわかりません。同居しているご家族の構成を尋ねましたが、「孫二人くらい？」と、とんちんかんな答えをしていました。ＭＲＩでは、中等度の脳萎縮がみられます。

アルツハイマー病で、認知症はかなり進んでいました。自分の年齢や生年月日もわからず、日常生活上での実行機能障害も目立ちます。症状に気づいた時期を尋ねても、ご家族は、この二年くらいと答えるのみでした。しかし、現在の状況をみると、それよりも数年以上、あるいは五、六年前からすでに認知症を発症していた可能性が高いと推測されます。

ご家族が患者さんの状況にあまり関心がなかった、あるいは認知症に対する認識に乏しかったことから医療機関を受診するタイミングがかなり遅れたケースといえます。息子さん夫婦に病名を告げてもあまりピンとこないようで、病気に対する認識も乏しいようでした。

私たち医療関係者からみると、こんなに認知症が進んでいるのになぜ気がつかなかったのだろうか、ここまで気づかず放置していたのだろうか、などと思わず考え込んでしまう患者さんに出会うことも少なくありません。認知症では、医療機関を受診する時期がご家族や介護者によって左右されることを実感させられます。

この患者さんの場合、介護保険の認定後、デイサービスなどを利用するよう伝えましたが、初診以降、通院は途絶えました。たしかに認知症が高度になると、中核症状に対する薬物療法は期待しにくいのが現状です。しかし、介護や福祉面での諸問題の解決など、医療機関が関与できることも決して少なくないはずだと思います。できるならば、信頼できる医療機関と良好な関係を継続しておきたいものです。

事例3：物盗られ妄想を頻繁に訴える患者さん

七二歳の女性。物を盗られたと訴えています。連れてきたご主人の話では、二年前から物忘れが目立ってきたそうです。一番困ることは、お金がなくなる、誰かが盗んでいくと頻繁に訴えることで、夜間、見知らぬ人が家に入ってきて、タンスをあけてお金を盗んでいくと言います。通帳をあちこちに隠してしまい、紛失してしまうことも少なくありません。盗難の訴えを警察に何回もするので困っており、他にもトイレに入り一時間以上出てこない、外出先でお金の使い方がわからない、自宅の廊下で尿をもらすことがあるとのことでした。これらは、アルツハイマー病に伴う精神症状、行動障害と考えられます。この患者さんでは、とくに物盗られ妄想が目立っています。

物盗られ妄想を完全に消失させる有効な対策はないのですが、たとえば以下のような対策が考えられます。妄想は、患者さんにとっては確信ですから、言葉による訂正や説得に効果は期待できません。むしろ、強引な説得や反論は、患者さんの意見を頭から否定することになり事態を悪化させます。

ご家族には、ちょっと負担が大きいかもしれませんが、物盗られ妄想を訴える患者さんに対しては、患者さんの訴えを否定せず、むしろ共感しながら丁寧に拝聴していただきたいのです。患者さんの訴えを頭から否定すると、患者さんの頭のなかで「うちの家族は自分の言うことを信用しない、やはり、家族のなかで誰かが物を盗ったに違いない」という疑念がより強まるかもしれないからです。患者さんの訴えを共感しながら拝聴し、頷《うなず》いたり肯定する態度を示すことによって患者さんは安心した気持ちとなります。

患者さんの関心を別のことに向かわせることが有効な場合もあります。たとえば、「ちょうど三時になったから、まずおやつでも食べてから盗られた物を探すことにしましょう」などと話し、一呼吸置くようにするのです。患者さんは記憶障害があるのでちょっと前のことを忘れてしまいます。別の出来事に関心が向いて物盗られ妄想の訴えがしばらくみられなくなるかもしれません。

介護者が患者さんと一緒になくなった物を探す、なくす頻度の高い品物を複数買っておき、代用品を適切な場所に置いて患者さんがそれを発見するよう誘導するなどの方法は、介護者の立場から考えると、実際に実行することはむずかしいと思います。なくなったと訴える物を介護者が探し出したとしても、探し出した介護者を盗んだ犯人と患者さんが考えているならば、「犯人だから隠した場所を知っているのは当たり前だ」となってしまい、余計に妄想が増大する恐れがあります。

物盗られ妄想が進むと、家庭内だけのトラブルでは収まらず、患者さんが犯人と考えている隣家を非難したり、物を盗まれたと警察に通報するケースもみられます。これらの場合の対応はなかなかむずかしいと思います。警察には、事情を説明して了解してもらうしかありません。非薬物療法だけでは限界があります。

事例4：徘徊が頻繁にみられる患者さん

七六歳の男性。方向がわからないとのことです。連れてきた奥さんによると、三年前から物忘れがみられ始め、一年前から方向がわからないことが目立ってきたそうです。物を取りにいって何を取りにいったのかわからない、物の名前がなかなか出てこない、診察券や保険証の紛失やしまい忘れが頻繁にあります。一年前、外出した際、帰り道がわからず自宅に電話がかかり、奥さんが迎えにいきました。最近は、散歩や買物に出かけると、ほとんどの場合帰ってこられません。迷子で警察のお世話となることもしばしばあります。デイサービスとショートステイ、訪問ヘルパーを介護保険内で可能な限り利用しているのですが、徘徊の頻度は改善しません。デイサービスに出かける日であっても、朝、奥さんが朝ご飯を作っているわずかな隙に患者さんは出かけてしまい、夕方警察に保護されることもありました。

徘徊がみられると、介護するご家族の精神的負担は大きくなります。また、患者さん自身が徘徊中に予想外の事故に巻き込まれる可能性も考えられます。

徘徊は、次の二つに分類されます。目的のある徘徊（たとえば、ご家族を捜す、必要な物を買いに出かける、トイレに行こうとするが結果として徘徊となる）と、目的のない徘徊（興奮や不穏、じっとしていられないなど疾患自体の性質から出現する徘徊）です。

図13は、徘徊のメカニズムを示したものです。徘徊は、記憶障害の他に見当識障害や不安症状、判断力の低下など多くの要因が組み合わさって出現する行動障害です。

たとえば、買い置きの洗剤がなくなったので買いに出かけた場合を考えてみましょう。患者さんは、洗剤を買いに出かけようと決めて家を出ます。しかし、しばらく歩いていると、記憶障害のために洗剤を買いに出かけたことを忘れてしまいます。さらに、見当識障害のために現在自分のいる場所がわからなくなります。なんで外出したのか、どこにいるのかわからないのです。誰かに現在地を聞けばよいのですが、判断力が低下しているためにそれができず、家に帰らなければと不安が募り、あちこち歩き回ることになります。あ

図13　徘徊のメカニズム

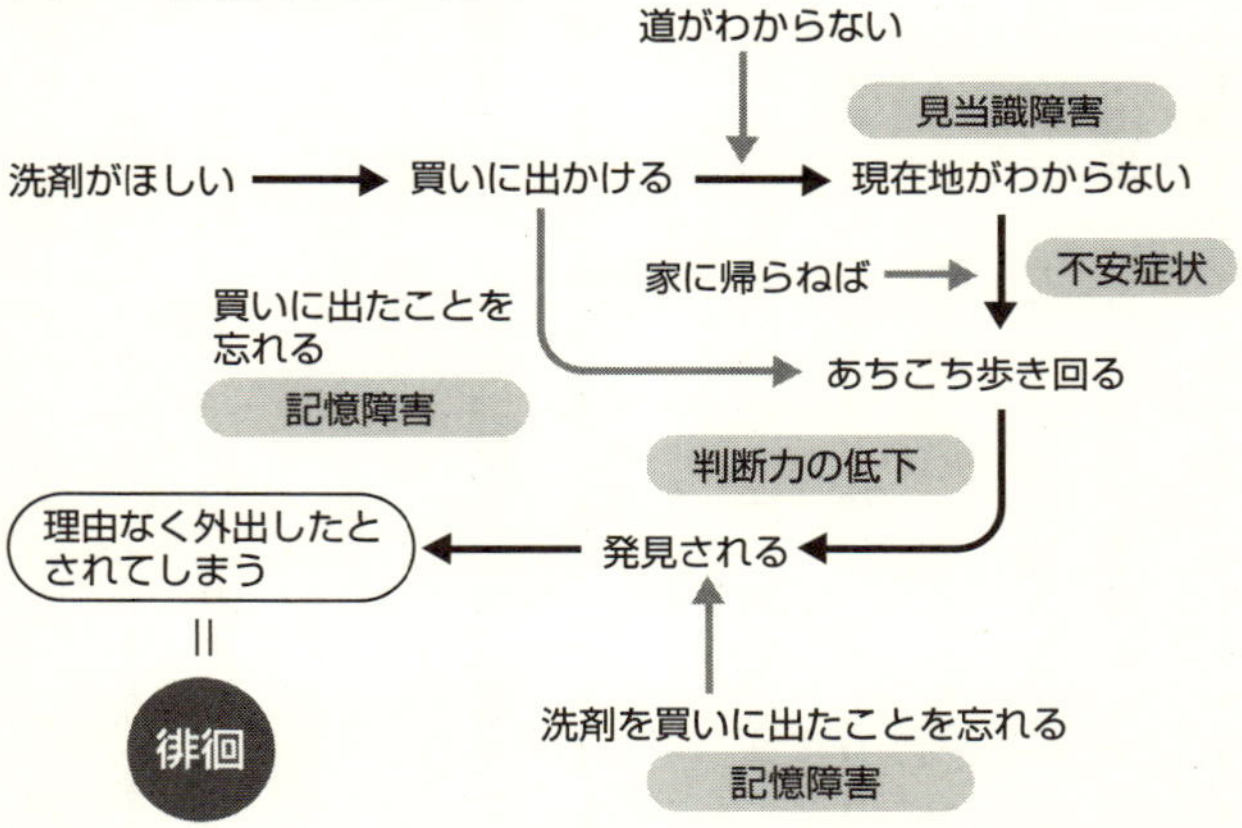

川畑信也『物忘れ外来ハンドブック―アルツハイマー病の診断・治療・介護―』中外医学社、2006、図29を一部改変

ちこち歩いた後に発見されるのですが、記憶障害のために洗剤を買いに出かけたことを忘れてしまい、周囲の人々から無断で外出した、目的なく出歩いた、すなわち徘徊とみなされてしまうのです。

徘徊は、必ずしも目的のない困った行動ばかりともいえません。患者さんにとってはなんらかの目的をもった行動であった可能性も考えなければならないのです。

頻繁にみられる徘徊に対しては、現実にはなかなか有効な対策はないのですが、以下のような対策・対応を行ってみます。

日中、患者さんが一人で外出しないようご家族が目配りすることが大切です。しかし、実際には、患者さんが出かけないよう常時監視していることは不可能です。日中可能な限り、デイサービスや訪問ヘルパーなどを利用して、多くの人々に囲まれた環境作りを心がける必要があります。玄関や患者さんの自室のドアが開くと、チャイムや警告音が鳴る装置が販売されていますので、このような装置を購入し、玄関や部屋のドアに設置しておくと有効な場合があります。

患者さんの名前や連絡先の電話番号などが書かれた名札を衣服に縫いつけておくことも有効です。患者さんがはぎ取ってしまわないよう、背部や目につかない所に縫いつけておくようにします。

認知症が軽度の段階では、携帯電話をもたせておくとよいのですが、実際には軽度の認知症患者さんではあまり徘徊はみられないと思います。一方、認知症が中等度以上に進んでしまうと、携帯電話の使用法がわからない、もっていることを忘れてしまう、捨ててしまうなどの点から、あまり携帯電話は役に立ちません。GPS（全地球測位システム）を利用した携帯・パソコンによる探索システムを利用する方法も考えられます。この場合も、端末装置を患者さんが捨てないように衣服に縫いつけておく必要があります。

徘徊が頻繁にみられると、思わぬ事態に発展する可能性があります。たとえば、池や川、側溝に落ちて大けがをする、交通事故に巻き込まれることがあります。最悪の場合、行方不明となってしまうことも考えられます。徘徊を確実に予防する対策はないのが現状です。現実には、徘徊が著明な場合、対策の是非は別として、患者さん一人では外に出られないよう家中に鍵をかけてしまうご家族が多いようです。

事例5：訪問セールスにだまされる患者さん

七三歳の女性。以前は仕事をしていましたが、四年前にやめました。七一歳頃から、しまい忘れや置き忘れがみられてきました。七二歳になった頃から、通帳や財布がなくなったと言い始め、探し物が多い、自分で何を探しているのかわからないなどの症状がみられ、お嫁さんに連れられて物忘れ外来を受診しました。

現在は一人暮らしで、食事は自分で作って食べますが、古くなり腐っているものを食べたりして、下痢を起こすことがあります。近隣に息子さん一家が住んでおり、いろいろと面倒をみていますが、生活は不規則で勝手気ままに毎日を送っています。諸検査の結果、アルツハイマー病であることがわかりました。

この患者さんのご家族が最も困っていることは、訪問セールスに頻繁にだまされることです。たとえば、訪問セールスや悪徳商法の口車に乗って三〇万円の高級寝具の購入契約を結んだり、宝石の購入契約、いろいろな健康食品、自宅修繕の契約などを勝手に結んでしまいます。年金生活ですが、毎月一〇万円以上もこれらの支払いに追われています。

この患者さんのように訪問セールスや悪徳商法に頻繁にだまされてしまう場合、以下の対策が考えられます。

日中、患者さんを一人にしないようにします。ご家族が日中留守がちの場合、できるだけデイサービスや訪問ヘルパーを利用して、患者さんが家に一人でいる時間を少なくするよう環境の整備を行います。可能であれば、民生委員や隣近所に事情を説明し、訪問販売の撃退、予防をお願いしておきます。

不要な購入契約書などが自宅にないかをご家族が頻繁にチェックすることも重要です。

患者さんは、自分で契約したことを忘れていることがしばしばです。不要な契約書がみつかり、患者さんに問いただしても「私は、そんなものは知らない」と返答する場合が多いと思います。患者さんを叱ってもなんの解決にもなりません。ご家族が知らない間に不当な契約を締結していても、クーリングオフの期間内ならば契約の解除ができますし、期間外であっても、消費者契約法や民法によって、契約を取り消すことは可能です。

最近は、不当な訪問販売や悪徳商法に関するトラブルを主要な業務とする法律事務所もありますので、インターネット等でそうした法律事務所を調べて相談するのも一つの方法です。法律的な諸問題は、弁護士などの専門家に任せるほうがよいでしょう。

患者さんの財産保全を目的に、成年後見制度の利用を検討することも考えられます。

事例6：医療機関受診を拒否する患者さん

七二歳の女性。物盗られ妄想が著明です。生来健康で、病院にかかったことがほとんどないためか、患者さん自身は受診を拒否して来院せず、娘さんと息子さんが相談のために来院しました。現在の最大の問題点は、この三年間で頻繁にみられる物盗られ妄想です。年金を盗まれたと言って、しばしば警察に連絡する、犯人は向かいに住んでいる隣人であると言って隣家に夜中押しかける。見知らぬ人間が自宅に侵入し、家中を荒らし回ると言って、昼間から雨戸を閉めて部屋に立てこもるなどの症状もみられます。五年前からしまい忘れや置き忘れが多く、同じことを何回も尋ねてくるようになりました。料理の際に頻繁に鍋を焦がす、ガスの消し忘れは毎度のことです。入浴はしません。

この事例では、筆者は直接患者さんを診察していないので確定的なことは言いがたいのですが、アルツハイマー病を発症している可能性が高いといえます。精神症状や行動障害が目立つ患者さんです。

アルツハイマー病では、自分が病気になっているという認識（病識）に欠けることが多いので、自分から進んで病院を受診することはまずありません。ご家族が、患者さんの示す行動障害やとんちんかんな話を注意しても、「自分は、何も困っていない」「なんで、そんなことを言われないといけないのか」と逆に怒り出してしまうこともよくあります。この患者さんのように病院でみてもらおうと勧めても「なんで病院へ行かないといけないのか！　自分はどこも悪くない」と言い張って、受診を拒絶する患者さんも少なくありません。

患者さんが医療機関の受診を拒否する場合の対策は二通りです。まず、ご家族がどうしても受診させたい場合の対策です。患者さんをだまして連れてくる方法はあまり感心できません。たとえば、買物に行こうと誘って、病院へ連れてくるご家族がみられます。その際、患者さんは、病院の玄関先で大声を出して受診を嫌がったり、仮に診察室まで来てくれても診察を拒否して、勝手に出ていってしまうことが多いのです。

では、どのように受診を勧めたらよいでしょうか？　患者さんが信頼しているご家族、たとえば、お孫さんが受診を勧めると、素直に受診してくれる場合があります。

他に受診を勧める方法として、役所から健康診断を受けるように言われたからと説明すると、患者さんは素直に受け入れることが多いようです。

受診を拒否する際の二番目の対策として、医療機関の受診はしばらく延期して、ご家族が介護を中心とした対策を立てることです。言い換えると、正確な医学的診断は棚上げにして、まず、患者さんが示す行動障害や精神症状に対して、ご家族が上手な介護を心がけることです。たとえば、この患者さんのように物盗られ妄想が顕著な場合には、患者さんの訴えを肯定的に聞いてあげるのです。そうだよね、それは困ったね、などと頷きながら患者さんの気持ちに共感する態度を示すと、患者さんは精神的に安心します。ご家族のなかで有効な対策が思いつかないときには、認知症を専門とする医師をご家族だけで訪ねて、現在困っている症状に対するアドバイスをもらうようにします。患者さんを直接診察しなくても、認知症診療に熟練している医師ならば、きっとご家族にとって有益な助言をしてくれると思います。

事例7：自動車の運転をやめない患者さん

六四歳の男性。物忘れがひどいと言います。ご家族は、六二歳から物忘れに気づいていました。置き忘れやしまい忘れがしばしばみられ、同じことを何回も聞くようになりました。趣味で楽しんでいた釣りに出かけず、友人付き合いもしなくなりました。自動車の運転を頻繁に行うのですが、方向がわからず、慣れていたはずの道順で戸惑うことも多くなりました。諸検査の結果からアルツハイマー病であることがわかりました。検査結果を説明する際、奥さんと息子さん夫婦に今後車の運転をやめさせるよう伝えましたが、奥さんは自分が運転できないので患者さんが運転してくれないと困ると言って聞き入れませんでした。患者さん本人も運転を放棄することに難色を示していました。

二〇〇一年度の道路交通法の一部改正によって、一定の疾患に罹患する者に対して運転免許の拒否・保留もしくは取り消し・停止が可能となっています。認知症疾患では、アルツハイマー病ならびに脳血管性認知症と診断された患者さんが該当します。

しかし、現実問題としては、アルツハイマー病患者さんに自動車の運転をやめさせることはむずかしい場合が多いのです。それは、アルツハイマー病では、自分が病気になっているという認識に欠けること、軽度から中等度の患者さんでは、身体的な症状がないので自動車の運転に際してあまり支障がみられないことなどから、自分で運転することになんら疑問をもたない場合が多いからです。自分は、若いときと同じように自動車の運転を間違いなくできると信じているのです。

筆者の外来を受診する患者さんのなかでも、ご自分で車を運転し通院してくる患者さんが少なからずみられます。道路交通法改正後もほとんどの認知症患者さんは運転免許の更新を行っているというデータもあるのです。*8

認知症患者さんに自動車の運転をやめさせる方法はいくつか考えられます。まず、かかりつけの医師から、直接患者さんに車の運転をしてはならないと伝えてもらいます。これで運転をやめる患者さんは少ないかもしれませんが、医師の言うことならば、聞き入れてくれる患者さんもいます。また、自動車の運転は禁止であるといった内容で医師に診断書を書いてもらい、患者さんが運転したいと言った際に、その診断書をみせて運転してはいけないことを再確認させる方法もあります。この際、診断書に患者さんに「約束したので、車の運転はしません」と自筆で署名してもらっておくと、後々、患者さんが運転をしないと言ったことを忘れてしまったときに、役に立つかもしれません。

物理的に自動車を運転できないように工夫することも考えられます。患者さんの使用する自動車の一部を操作しておき、患者さんが運転しようとしてもエンジンがかからないようにするのです。患者さんは、当初は車の運転にこだわっていても、そのうちに自動車の運転に関心がなくなってしまう可能性があります。自動車を患者さんの目の前から物理的に消してしまう方法はより有効です。自宅から離れた場所に駐車場を借りる、故障中だから自動車修理工場に預けてあると言って運転できないようにします。自動車を廃車にしたり、売ってしまうことも考えられます。ただ、これらの方法で、患者さんが納得しない場合には、運転させろ、いや運転してはいけないといった押し問答がくり返され、介護されるご家族の精神的なストレスは増大してしまいます。

都会と違い交通事情の悪い地域では、自動車が移動の足となっている場合が多くあります。そういう環境で患者さんに車の運転をやめるように言っても、車がないと生活ができない、買物にも行けないと訴えられることが多いと思います。若い世代のご家族が同居している場合には、運転を代わりに行うようにするとよいのですが、一人暮らしの場合、対応に困ることが多いのです。

七〇歳以上になると高齢者講習という制度が設けられています。これを利用して運転をやめさせる方法もあります。

また現在、高齢の運転者による事故増加を受け、高齢者が免許を更新する際に、認知症の有無などを判定する検査の導入が検討されています。

第九章　しばしば質問される認知症に関する疑問

物忘れ外来で診療を行っていると、ご家族から病気に関する疑問点や介護の仕方などについて多くの質問を受けます。ここでは、しばしば質問される認知症に関する疑問について、あらためて解説します。最も多い質問・疑問は、「認知症とアルツハイマー病は違うのですか？」「認知症とアルツハイマー病は同じものですか？」というものですが、これについては、第一章で解説しました。

◎認知症の進行の度合いはどのようになりますか？

認知症がどのように進むのかは、介護されるご家族にとって切実な問題です。とくに認知症にかかっていると初めて診断された患者さんのご家族は、疾患の進行度を尋ねてくることがよくあります。しかし、これに対する明確な回答はないのです。というのは、認知症の進行の度合いは、個々の事例によって異なるからです。

ここでは、上手な介護、適切な対応が認知症の進行を抑制できる可能性のあることを、強調しておきたいと思います。認知症という病態を正しく理解し、病気を受け入れること、患者さんの立場になった上手な介護を行うことができれば、症状の進み方は遅くなるかもしれないのです。

一方、認知症は病気であるという認識をご家族や周囲の人々がもてず、毎日患者さんを叱る、なじる、怒るなどの対応をくり返していると、その進行が早まる可能性があります。いつも叱られることで、患者さんはイライラして怒りっぽくなる、あるいは叱られることが嫌で自分から何もしなくなるかもしれません。何もしなくなると、いままでできた機能も低下し、認知症が悪化します。

◎アルツハイマー病は遺伝しますか？

遺伝の問題は、認知症の患者さんと血縁関係をもつご家族にとって心配な事柄かもしれません。ご家族に病態を説明した後でしばしば尋ねられる質問です。アルツハイマー病患者さんの一〇%前後は、なんらかの遺伝的背景をもっているとされています。[*9]一方、孤発性アルツハイマー病では、加齢や遺伝、環境因子など、多くの危険因子が複合的に働いて発症します。アルツハイマー病患者さんの大部分は、加齢や遺伝、環境因子など、多くの要因が関与して発症する孤発性なのです。遺伝についてはは深刻に考えないほうがよいと思います。アルツハイマー病が生じる最大の危険因子は年齢なのですから。

◎アルツハイマー病が進行するとどのような状態になりますか?

アルツハイマー病では、症状が中等度からやや高度に進むと、尿失禁あるいは便失禁がみられ始めます。その後、少しずつ言語機能の崩壊が進み、発話量の減少(口数が少なくなる)、語彙《ごい》の減少(話せる単語数が少なくなる)、聴覚的言語理解の低下(他人の話しかける内容を理解できない)などがみられ、日常生活での会話ができなくなってきます。その頃から、歩行がゆっくりとなり、小股で不安定な歩行、階段の昇降が困難となって、転びやすくなります。さらに歩行機能が徐々に低下し、車いすの生活から寝たきり状態となります。この時期になると、嚥下困難がみられ経口摂取ができず、経管栄養あるいは胃瘻《いろう》造設となる患者さんがみられます。寝たきりになると、四肢に拘縮《こうしゅく》がみられ、発語は消失、開眼しているが追視ができず亡くなります。死因は、肺炎などの呼吸器系感染症が多いようです。

◎予防ができるのなら始めたい。予防薬があるのなら飲みたいのですが？

結論としては、アルツハイマー病を確実に予防する有効な方法や予防薬は存在しません。アルツハイマー病を生じる危険因子として確立しているものは加齢と遺伝ですが、いずれも現在の医学では、治療や予防は困難です。世間では、こうすれば認知症を予防できる、こうしたら認知症が治ったなどと宣伝されているのを目にしますが、そんなに有効な方法があるならば、患者さんやご家族が、医療機関を受診することはないはずです。根拠のない話に惑わされないようにしたいものです。ただ最近、アルツハイマー病患者さんでは、中年期に高血圧や糖尿病、高脂血症などの生活習慣病に罹患していた頻度が、アルツハイマー病になっていない人々よりも有意に高いことがわかってきました。つまり、中年期にこれらの生活習慣病となっていた人々は、よりアルツハイマー病になりやすい可能性があるのです。現在、高血圧や高脂血症などの生活習慣病をもつならば、これらを治療する、あるいは生活習慣を是正することがアルツハイマー病の予防に役立つかもしれません。

◎近所や親戚の人には大変愛想がよいのですが、家ではとても怒りっぽいのです。どうしてでしょうか？

アルツハイマー病患者さんは、他人に対して上手に取り繕うことができる場合が多いのです。他人が来ると、一見認知症に進んでいるとは思えないほどうまく話を合わせることができます。自宅でご家族と会話をしているときとはまったく異なって、しっかりした態度を示しているようにみえます。アルツハイマー病患者さんでは、このような取り繕いはよくみられるものです。ですから、事情を知らない他人は、どこが病気なの？　と疑問をもつことが多いのですが、この取り繕いが上手なことがアルツハイマー病の特徴の一つなのです。

この特徴を生かしてデイサービスやショートステイなどの施設利用を上手に勧めるとスムーズに利用することが可能となります。患者さんは外面がよいので、他の利用者と仲よくすることが可能となるのです。

注意したい点は、介護認定のために調査員が自宅に来訪した際、患者さんが取り繕いにより上手に対応した結果、実際の状況よりも介護度が軽度と判断される可能性があることです。調査員がいろいろ質問するたびに、それは自分でできます、大丈夫です、問題はありませんなどと答え、事情を知らない調査員は、それを真に受けてしまう可能性がありま す。調査の際には、ご家族が同席して実情を正確に調査員に伝えるようにしてください。

◎患者さん本人に病名を告知したほうがよいですか?

これもご家族からよく聞かれる質問ですが、病名告知については賛否両論がみられます。病名告知に積極的な立場をとる人々の考えは、治療契約上の医師の義務(報告義務)に該当する事項であり、必ず患者さん本人に告知をしなければならないこと、認知症が軽度の段階では、病気を含む種々の出来事に対して患者さんが自己決定権をもつこと、患者さんには知る権利があることなどを根拠としています。告知に消極的な立場では、アルツハイマー病を確実に診断できる方法がないことから早期の段階では誤診の可能性が残ること、認知症が進行した段階では告知された内容を忘れてしまうこと、告知による患者さんの精神的ストレスや苦悩を解決する方法が確立していない、などが理由として挙げられます。

筆者は、ご家族にはアルツハイマー病、あるいはその他の認知症疾患の病名をはっきり告げることを原則としていますが、患者さんには基本的には病名告知を行っていません。なぜなら、必ずしも患者さん本人に告知をしなくても、患者さんに対する医学的治療や介護、介護家族へのアドバイスなどになんら支障がみられないからです。

病名告知の是非を議論するよりもっと大切なことは、認知症に対する正しい認識とその後の上手な介護、適切な対応をどう進めていくかではないでしょうか。

◎認知症の経過が早い気がします、どうしてでしょうか？

認知症、とくにアルツハイマー病は、症状が緩徐に進行・悪化することが特徴で、半年、一年と年単位ごとに症状は必ず進んでいきます。しかし、一週間、二週間では目立った変化を感じ取れないのが一般的です。

経過が早いと感じるとき、認知症の背景に他の身体的な疾患、たとえば、脱水や感染症などの身体的な疾患が合併する可能性を考えることを忘れてはなりません。ご家族は、患者さんにみられる症状をすべて認知症のせいと考えないで、「あれ、進行が早いな」「一週間前と違うな」と感じるときには、医療機関を受診して、認知症以外に身体疾患がみられないかを調べてもらうことが大切です。

背景に身体疾患がないときに考えられることは、認知症と初めて診断されたことで、今までご家族が気づかなかったいろいろな症状が気になってきた可能性が挙げられます。認知症と思っていなかったので、それほど問題と考えていなかったことが、認知症という病気に罹患していることが判明したために気になりだしたのです。実際には、かなり以前からいろいろな症状が存在していたのですが、ご家族が気にとめていなかっただけのことなのです。

終章　よりよい介護をめざして

認知症で大切なのは医学的な診断の後

認知症であると医学的に診断されるだけでは、何も解決しません。認知症で最も大切なことは、診断後の上手な介護、適切な対応に代表される介護であり、福祉なのです。

筆者は、このような事例を経験しました。八四歳の女性をアルツハイマー病と診断し、近くの開業医の先生に紹介状を添えて紹介したのです。ところが一年九カ月後、同居していない娘さんに連れられて再受診してきました。理由を尋ねると、紹介した医院には一回も行っていないとのことでした。息子さんと同居していますが、買物に行ってもまだ自宅に帰ってこられるから大丈夫と考えて、息子さんがそのまま様子をみていたというのです。

娘さんの話では、買物でお金を払わずに帰ってくることがあり、同じ物を何回も買ってくることが頻繁にみられるらしいと心配していました。初診時に早期アルツハイマー病と診断し、その後の医療や適切な介護を期待して紹介したのですが、結局、一年九カ月の間、何もされず患者さんは放置されていたのでした。

この患者さんの行動障害は、認知症という脳の病気から生じているのであり、介護するご家族が一緒に買物に行けば、なんの問題も起きなかったはずです。このように、正確な医学的診断が下されても、現実には適切な介護がまったくなされていない事例がたくさんあります。

現在の医学では、薬物療法で認知症を完全に治すことは不可能であり、完全に予防することもできません。しかし、新聞や雑誌の広告をみると、こうすれば認知症は防げる、この健康食品が認知症を改善させるなどといった記事が氾濫しています。挙げ句の果てに、認知症は治るとの主旨で書かれた書物まで登場しています。たしかに治療可能な認知症といわれる病態は存在するのですが、それは全体の一〇％前後です。筆者が医学生時代に習った認知症の定義では、認知症は治らないことが特徴の一つであるとされていました。現在の認知症の定義では、この治らないことは削除されていますが、それは、認知症という概念を治る、治らないという単純な枠を超えたもっと広い範囲で捉えようとするからです。認知症に関する基礎的研究の長足の進歩から、認知症の薬物療法に明るい未来が開けていく予感はあります。しかし、現在の時点で、認知症の治療あるいは対策を考えるとき、薬物療法の果たす役割は、一〇〇のうちの四あるいは五を占める程度にすぎません。残りの役割の大部分は上手な介護、適切な対応なのです。

認知症を正しく理解し、上手な介護を心がける

よりよい介護をめざすためには、まず、認知症という病態、認知症を引き起こす各疾患の特徴を十分理解することが重要です。すでに述べたように、認知症が脳の病気から生じるものであること、認知症を引き起こす疾患のなかでアルツハイマー病と呼ばれる疾患が最も多いこと、そしてアルツハイマー病の臨床的な特徴はどんなものなのか、など認知症の基礎的な知識を、介護するご家族ならびに周囲の人々、介護施設のスタッフが正しく理解することが求められています。認知症について正しい理解ができれば、おのずから上手

図14　認知症患者さんを囲む医療・介護のネットワーク

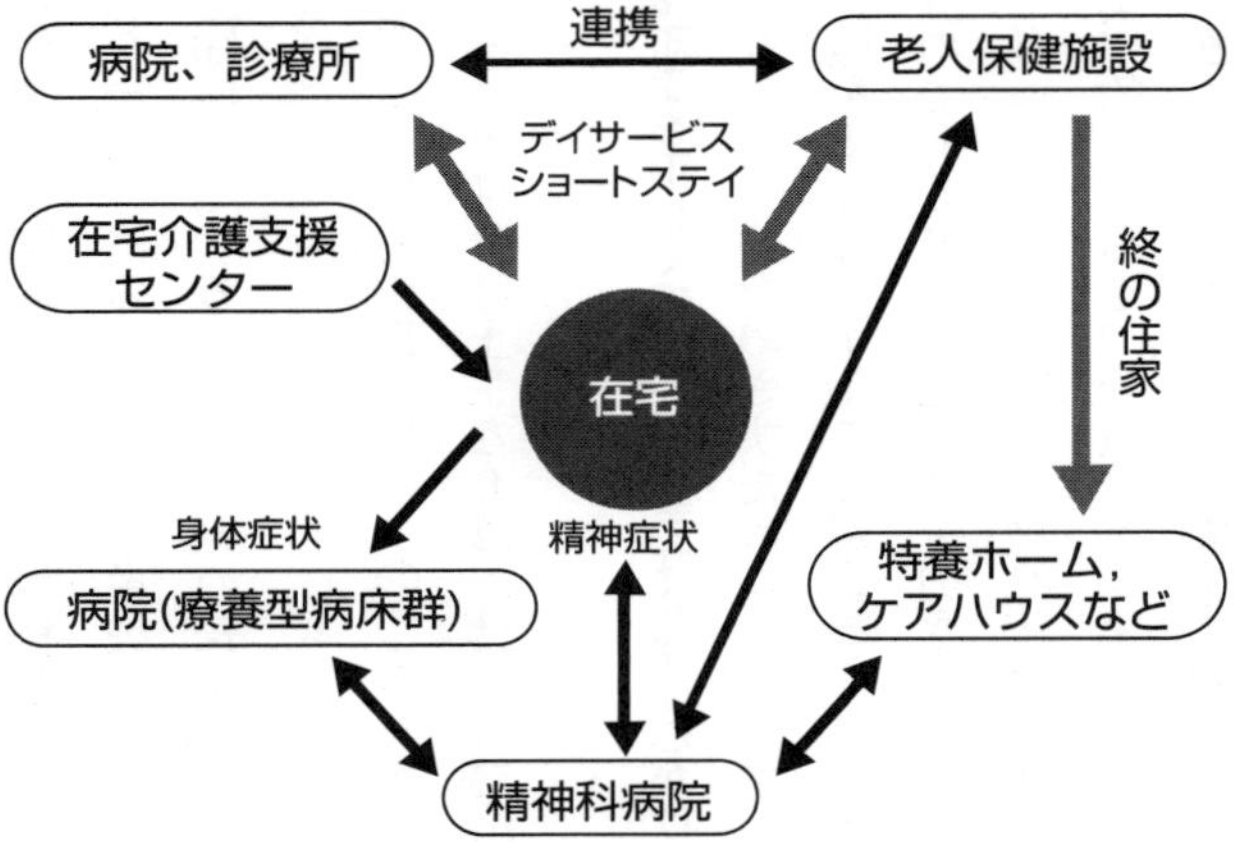

川畑信也『物忘れ外来ハンドブック―アルツハイマー病の診断・治療・介護―』中外医学社、2006、図28より転載

な介護、適切な対応が可能となるのです。患者さんは、物を忘れる病気にかかっている、日時や場所がわからなくなる病気になっている、徘徊はこのようなメカニズムによって生じている、といったことを理解したうえで適切な対応を心がければ、上手な介護に結びつくでしょう。

もう一つ、よりよい介護を進めるために大切なことは、介護を一人で抱え込まないことです。人間が一人で行えることには限界があります。認知症介護では、介護するご家族だけで患者さんの介護をすべて行うことは不可能です。地域や福祉、医療機関、行政などと連携した介護を進めていくことを、認知症患者さんを介護するご家族にぜひ強調したいと思います。

病気のことで心配な点があるときには主治医に相談する、在宅介護だけで行き詰まったときにはデイサービスやショートステイを利用する、経済的な問題が生じた際には医療ソーシャルワーカーに相談してみるなど、完璧な介護はできないかもしれませんが、みんなで知恵を出し合って、認知症患者さんを支えていく仕組みを構築するようにしたいものです（図14）。

おわりに

認知症に関する事柄で最も大切なことは、認知症に対する正しい認識と上手な介護、適切な対応です。

急速な高齢社会のなかで、ご家族の一人が認知症と診断されることが多くなってきています。介護される方々にぜひ、認知症についての正しい認識をもってもらいたい、という思いが筆者の率直な気持ちです。現在の医学では、認知症疾患の大部分は治癒できる段階まで至っていません。また、認知症、とくにアルツハイマー病の予防にも有効な手立ては少ないのが現実です。そのなかで、認知症に関して誤った情報が流布している現実があまりに多いように感じられます。

認知症と診断された患者さんが、その後の人生を幸福に過ごせるような環境作りをすることが、私たち、周りの人間の務めではないでしょうか。そのためには、上手な介護、適切な対応が最も求められることだと思います。そして、上手な介護を行うためには、認知症に関する正しい認識をもつことが前提です。正しい認識が上手な介護に結びつくのです。

本書では、前半部分で認知症に関する最低限知っておいてほしいことを述べてきました。アルツハイマー病や脳血管性認知症を含む認知症全般について正しく理解していただきたいと思ったからです。後半部分は、物忘れ外来で経験した事例を挙げながら、介護を中心とした内容としました。筆者は、認知症介護の専門家ではありませんが、長年、認知症診療に関わってきた経験から、介護の問題に対する考えを述べました。

認知症について知りたい方、現在認知症患者さんを介護されているご家族、介護スタッフの方々が、本書を通じて認知症に対する正しい認識と上手な介護、適切な対応の重要性を理解していただけるならば筆者の喜びです。

本書が筆者の意図するところを十分に反映したものとなっているのか否か、はなはだ心もとないのですが、物忘れ外来で一五〇〇人以上の患者さんを診療してきた筆者の経験が多少なりとも認知症診療や介護に関わりをもつ方々のお役に立てれば幸いです。

本書を執筆するよう勧めてくださいました富士フイルムＲＩファーマ株式会社（旧名第一ラジオアイソトープ研究所）、名古屋支店長の岩佐総一郎さんに感謝致します。また、集英社新書編集部の鯉沼広行さんには大変お世話になりました。お礼申し上げます。最後に、本書を執筆する際に、医療とは無関係の立場から多くのアドバイスをしてくれた妻、久子に感謝の気持ちを捧げたいと思います。

註

＊1 川畑信也『物忘れ外来　21のケースからみる臨床医のための痴呆性疾患の診断と治療』（メディカルチャー、七〇～七四ページ、二〇〇五）

＊2 Skoog I, Lernfelt B, Landahl S, et al. *15-year longitudinal study of blood pressure and dementia*, Lancet 1996;347:1141-1145.

＊3 Kivipelto M, Helkala EL, Laakso M, et al. *Midlife vascular risk factors and Alzheimer's disease in later life: Longitudinal population based study.* BritMed J 2001;322:1447-1451.

＊4 Román GC, Tatemichi TK, Erkinjuntti T, et al. *Vascular dementia: diagnostic criteria for research studies. Report of the NINDS-AIREN international workshop.* Neurology 1993;43:250-260.

＊5 Pohjasvaara T, et al. *Helsinki SAM Cohort Study* (n=*451*), Stroke, 28:785-792, 1997.

＊6 Tatemichi TK, Desmond DW, Mayeux R, et al. *Dementia after stroke: Baseline frequency, risks, and clinical features in a hospitalized cohort.* Neurology 1992;42:1185-1193.

＊7 Skoog I, Kalaria R, Breteler MMB. *Vascular factors and Alzheimer disease.* Alzheimer Dis Assoc Disord 1999;13:S106-114.

＊8 上村直人、掛田恭子、岩崎美穂ほか『痴呆介護における新しい問題―痴呆性ドライバーと家族の介護負担について―』（老年精神医学雑誌・増刊号、一五、一〇二～一一〇ページ、二〇〇四）

＊9 St George-Hyslop PH, *Molecular genetics of Alzheimer's disease,* Biol Psychiatry 2000; 47:

183–199.

主要参考文献

パム・ドーソン、ドナ・L・ウェルズ、カレン・クライン原著『痴呆性高齢者の残存能力を高めるケア』（山下美根子監訳、医学書院、二〇〇二）
伊苅弘之『認知症ケアあなたならどうする―症例ごとにケアの判断が点数でわかる』（日総研出版、二〇〇六）
須貝佑一、竹中星郎、頼富淳子共著『本人と家族のための痴呆症介護百科』（永井書店、二〇〇三）
中村重信編著『痴呆疾患の治療ガイドライン』（ワールドプランニング、二〇〇三）
日本認知症ケア学会編『認知症ケアの実際〈1〉総論』（日本認知症ケア学会、二〇〇四）
日本認知症ケア学会編『認知症ケアの実際〈2〉各論』（日本認知症ケア学会、二〇〇四）
国際老年精神医学会著『BPSD痴呆の行動と心理症状』（日本老年精神医学会監訳、アルタ出版、二〇〇五）
国際老年精神医学会著『プライマリケア医のためのBPSDガイド』（日本老年精神医学会監訳、アルタ出版、二〇〇五）

川畑信也（かわばた　のぶや）

一九八三年昭和大学大学院（生理系生化学専攻）修了。医学博士・日本神経学会専門医・日本脳卒中学会専門医（専門分野／認知症疾患、脳血管障害、老年期精神疾患）。愛知県成田記念病院神経内科部長。一九九六年より物忘れ外来で認知症患者の診察を行っている。著書に『物忘れ外来ハンドブック』『事例から学ぶアルツハイマー病診療』（中外医学社）など。

知《し》っておきたい認知症《にんちしょう》の基本《きほん》

集英社新書〇三八六I

二〇〇七年四月二二日　第一刷発行
二〇〇七年五月二九日　第三刷発行

著者……川畑信也《かわばたのぶや》
発行者……大谷和之
発行所……株式会社集英社
東京都千代田区一ツ橋二-五-一〇　郵便番号一〇一-八〇五〇
電話　〇三-三二三〇-六三九一（編集部）
〇三-三二三〇-六三九三（販売部）
〇三-三二三〇-六〇八〇（読者係）

装幀……原　研哉
印刷所……大日本印刷株式会社　凸版印刷株式会社
製本所……株式会社ブックアート

定価はカバーに表示してあります。

© Kawabata Nobuya 2007
ISBN 978-4-08-720386-8 C0247

造本には十分注意しておりますが、乱丁・落丁（本のページ順序の間違いや抜け落ち）の場合はお取り替え致します。購入された書店名を明記して小社読者係宛にお送り下さい。送料は小社負担でお取り替え致します。但し、古書店で購入したものについてはお取り替え出来ません。なお、本書の一部あるいは全部を無断で複写複製することは、法律で認められた場合を除き、著作権の侵害となります。

Printed in Japan

集英社新書・好評既刊

永井荷風という生き方

松本 哉

荷風は一世を風靡した文学者であったが、その生き方はユニークで、親類縁者に頼らず、作家仲間と群れることもなく、ケチ、女好きなどと呼ばれながら満七九年の生涯をたった一人で生き抜いた。死の前日まで書き続けられた日記『断腸亭日乗』には、人生の本音が満ち溢れ、また明治、大正、昭和にわたる社会風俗、性風俗の貴重な記録ともなっている。老いを生きる力を与えてくれる書。

娘よ、ゆっくり大きくなりなさい　ミトコンドリア病の子と生きる

堀切和雅

愛する娘が難病と診断された。その時、親として何ができるか。現在治癒不可能と言われるミトコンドリア病を抱えて生まれてきた娘と、親である著者と妻。大人になるまで生きることはないと言われ、一時は絶望の淵に沈む。だが三人はあらゆる可能性をかけて、厳粛に、しかし軽やかさを持って病気と向き合っていく。親であることのよろこびを改めてかみしめる、愛情溢れるドキュメント。

病院で死なないという選択　在宅・ホスピスを選んだ家族たち

中山あゆみ

日本では亡くなる人の原因の約三割をがんが占め、そのうち約八割の人が病院で死亡し、末期がんで亡くなった人では約九割が病院で最期を迎えている。こうした現状のなかで本書は、人生の最後のときを、自宅やホスピスで過ごすことを選び、納得のいくかたちで最期を迎えていった家族たちを紹介する。がんの末期に至った患者とその家族、医療関係者たちの姿を描いた痛切なドキュメント。